W0096051

ZWIEBELWICKEL, ESSIGSOCKEN & CO.

ZWIEBELWICKEL, ESSIGSOCKEN & CO.

Traditionelle Hausmittel neu entdeckt

KARIN BERNDL
& NICI HOFER

Dieses Buch soll aufschlussreiche und unterhaltsame Informationen zu den behandelten Themen anbieten und nicht etwaige Erkrankungen oder Beschwerden diagnostizieren, behandeln oder heilen. Es ist nicht als Ersatz für jegliche Diagnose oder Behandlung gedacht, die Dir vom Arzt empfohlen wurde. Soweit wir wissen, wurde keines der Rezepte in diesem Buch klinisch getestet. Wenn der Verdacht auf ein gesundheitliches Problem besteht, raten wir, ärztliche Hilfe in Anspruch zu nehmen. Falls Du einer unserer Empfehlungen ohne die Aufsicht eines zugelassenen Arztes folgst, geschieht das auf eigenes Risiko. Obwohl die Autorinnen und der Verlag alle Anstrengungen unternommen haben, sicherzustellen, dass alle Angaben in diesem Buch bei Redaktionsschluss korrekt waren, wird für die Auswahl von Inhalten in diesem Band keine Garantie oder Gewährleistung übernommen. Weder der Verlag noch die einzelnen Autorinnen sind haftbar für jedwede körperliche, psychische, emotionale, finanzielle oder kommerzielle Beeinträchtigung, einschließlich Folgeschäden, die durch den Gebrauch dieses Buches entstehen. Bitte beachte, dass Verweise auf andere Quellen ausschließlich informativen Zwecken dienen und keine Befürwortung dieser Quellen darstellen.

Für Regina, Herbert und Sieglinde.

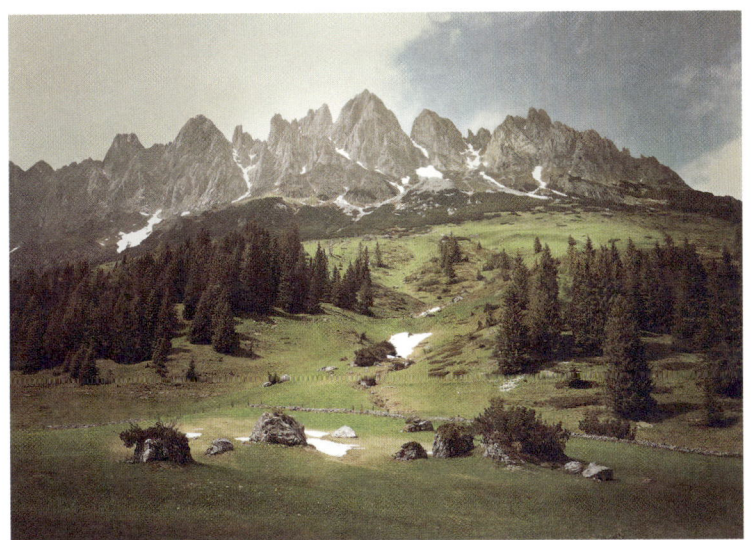

Hochkönig, Österreich, 2012

INHALT

EINFÜHRUNG

Die beste Art, Erkältungen zu behandeln, ist immer noch ein Hausmittel. Zumindest für uns zwei Auslandsösterreicherinnen in London. Doch wenn wir unsere nichtösterreichischen Freunde von Topfenwickel und Essigsocken – oder wie wir in Österreich sagen: »Essigpatscherl« – überzeugen wollen, begegnen sie uns mit Unglauben und Belustigung.

Nachdem wir über Jahre diese Reaktion beobachtet haben, sind wir zu dem Entschluss gekommen, dass es an der Zeit ist, die besten Familienrezepte aus unserer Kindheit zusammen mit denen, die wir selbst gesammelt haben, in diesem Buch zusammenzustellen. Wir hoffen, dass Du unser Buch unterhaltsam findest, während Du Dich richtig gut auskurierst – auf traditionelle österreichische Art.

Wir sind beide in Österreich aufgewachsen, wo kein Kraut oder Gemüse ungenutzt bleibt, um den Körper bei seiner Heilung zu unterstützen. In unserer Kindheit schien es uns selbstverständlich, dass bei gewöhnlichen Erkrankungen Naturheilkunde eingesetzt wurde. Jetzt, als Erwachsene, wissen wir diese Erfahrung zu schätzen.

Die Medizin hat über die Jahrtausende eine Reihe interessanter Trends erlebt. Vor langer Zeit waren Pflanzen und Wurzeln alles, was es gab, und sie dienten niemand Geringerem als der Königin von Saba und Kleopatra – was für Trendsetterinnen – nicht nur für großartiges Augen-Make-up! Später glaubte man erst, die Religion würde heilen, dann versuchte man es mit Zaubertränken. Der mehr oder minder vertrauenswürdige Quacksalber lieferte gewiss eine famose Verkaufsvorstellung, doch nur bis zu dem Augenblick, als die Leute seinen Bluff bemerkten und sich richtigen Medikamenten zuwandten – die bald um Antibiotika ergänzt wurden. Kehren wir also heute zu den Anfängen zurück und erkennen, dass die Kraft von Pflanzen, Kräutern, Körnern und Gemüse uns helfen kann, auf natürliche Weise gesund zu werden? Wir sind davon überzeugt! Die Welt scheint bereit für all die Heilmittel, die in einem kleinen Alpenland über so viele Generationen hinweg überliefert wurden: Zwiebelwickel und Essigsocken!

BEVOR ES RICHTIG LOSGEHT ...

VERWENDE BIO-PRODUKTE

Zutaten sollten immer naturbelassen sein und möglichst in einem seriösen Naturkostladen, Ökomarkt oder einer Apotheke gekauft werden. Im Garten oder auf dem Fensterbrett können Zutaten problemlos selbst angepflanzt werden. Falls bestimmte Zutaten vor Ort nicht erhältlich sind, können sie auch online bestellt werden.

JE FRISCHER, DESTO BESSER

Bereite die Rezepte immer mit frischen Zutaten zu. Manche Heilmittel können sich einige Tage im Kühlschrank zwar gut halten, doch am wirksamsten sind sie frisch zubereitet. Benutze keine Mikrowelle zum Erhitzen der Zutaten.

SO WERDEN KRÄUTER GETROCKNET

Für unsere Rezepte kannst Du sowohl frische als auch getrocknete Kräuter benutzen. Wasch die Kräuter vorsichtig. Leg Backpapier oder ein Geschirrtuch an einem trockenen Ort ohne direkte Sonneneinstrahlung aus. Verteil die Kräuter darauf so, dass sie gleichmäßig trocknen können. Das dauert ungefähr eine Woche. Sobald die Blätter sich mühelos zerbröseln lassen, sind sie bereit für die Lagerung. Zerdrücke die Blätter erst, bevor Du sie verwendest. Sie sind bis zu einem Jahr haltbar.

WIE EIN GEFÄSS DESINFIZIERT WIRD

Gefäß und Deckel mit heißem Seifenwasser waschen. Danach das Gefäß zehn bis fünfzehn Minuten in einem großen Topf kochen. Mit einer Zange herausnehmen und das Wasser ausschütten. Stell das Gefäß an einen sicheren Ort, ohne es abzutrocknen. Die Innenseite des korrosionsfreien Deckels reinigen wir, indem wir kochendes Wasser darüber laufen lassen, um den Verschluss nicht zu beschädigen.

ESSIGSOCKEN

Ein alter österreichischer Brauch,
um Fieber zu senken

Dieses Hausmittel haben wir aus unserer Kindheit in Österreich am lebendigsten in Erinnerung. Wenn wir krank im Bett lagen, stülpten uns unsere Mütter, ohne lange zu überlegen, diese Socken über die Füße, um damit das Fieber zu senken. Es mag seltsam klingen, aber diese »Essigpatscherl« sind das Erste, woran wir denken, wenn jemand schwitzt oder unter erhöhter Temperatur leidet. Wir empfehlen, dafür nichtpasteurisierten, biologischen Apfelessig zu benutzen.

Wichtig: Falls der Patient zittert, weil ihm kalt ist, ist dieses Rezept ungeeignet, und er sollte einen Arzt aufsuchen.

– KARIN

MAN NEHME

500 ml (2 Tassen) kaltes Wasser

1 Schuss Essig

1 Paar lange Wollsocken

1 oder 2 Handtücher

LOS GEHT'S

Der Patient sollte im Bett liegen. Nimm eine Schüssel, füll sie mit dem kalten Wasser und gib einen Schuss Essig dazu.

Die Socken in der Lösung tränken, leicht auswringen, dabei aber gut durchnässt lassen und in diesem Zustand über Füße und Waden ziehen. Ein trockenes Handtuch um die Socken legen, damit das Bett nicht nass wird. Die Socken durch frisch getränkte ersetzen, wenn nach 45 Minuten die Temperatur des Patienten nicht gesunken ist.

Die Socken ausziehen, wenn die Füße oder Hände des Patienten kalt werden oder wenn der Patient anfängt zu frieren.

WARUM ES FÜR UNS FUNKTIONIERT

Essig fördert die Durchblutung und hat eine fiebersenkende Wirkung. Er kurbelt außerdem das Immunsystem an und hilft, Abfallstoffe schneller abzubauen.

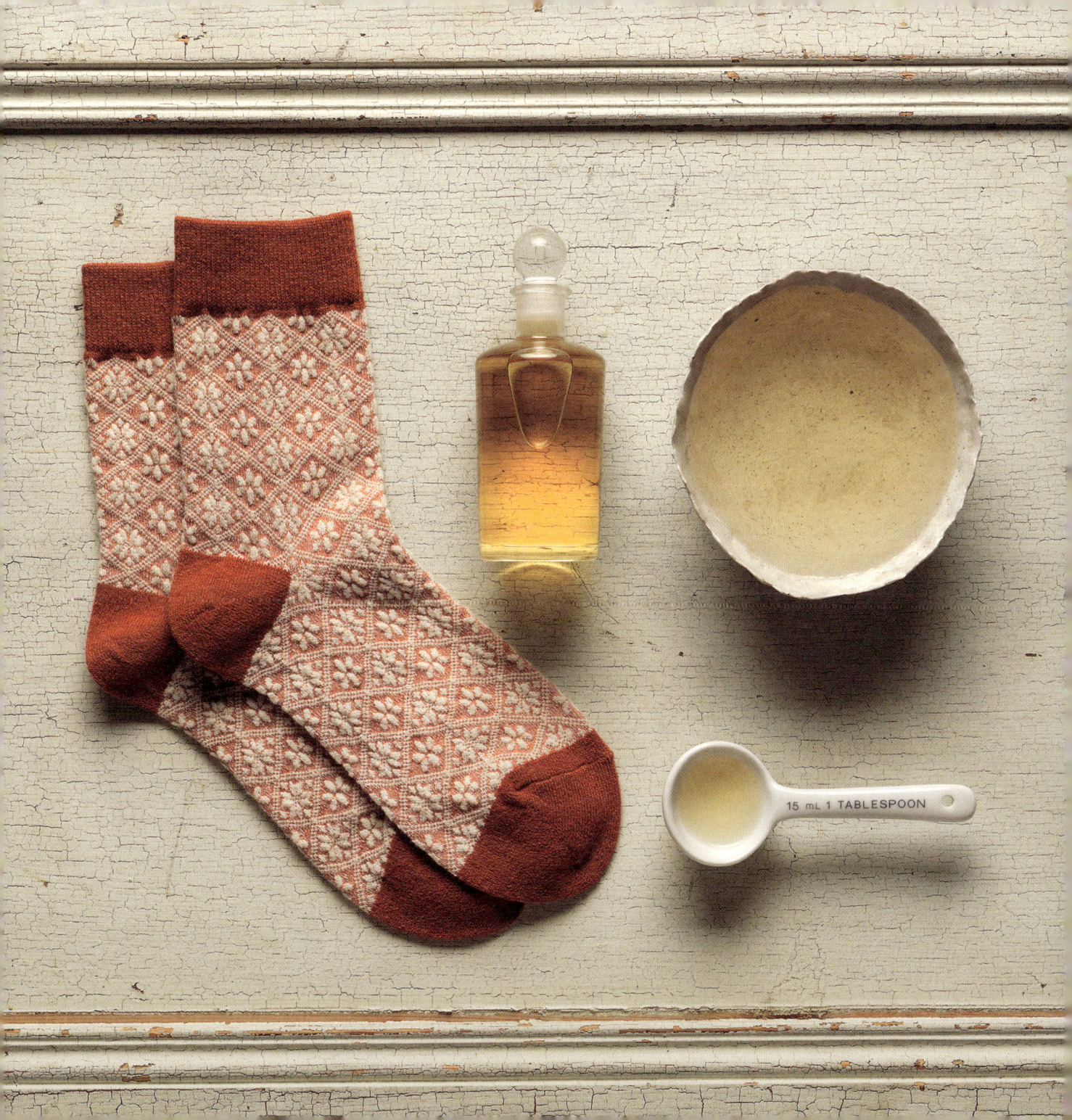

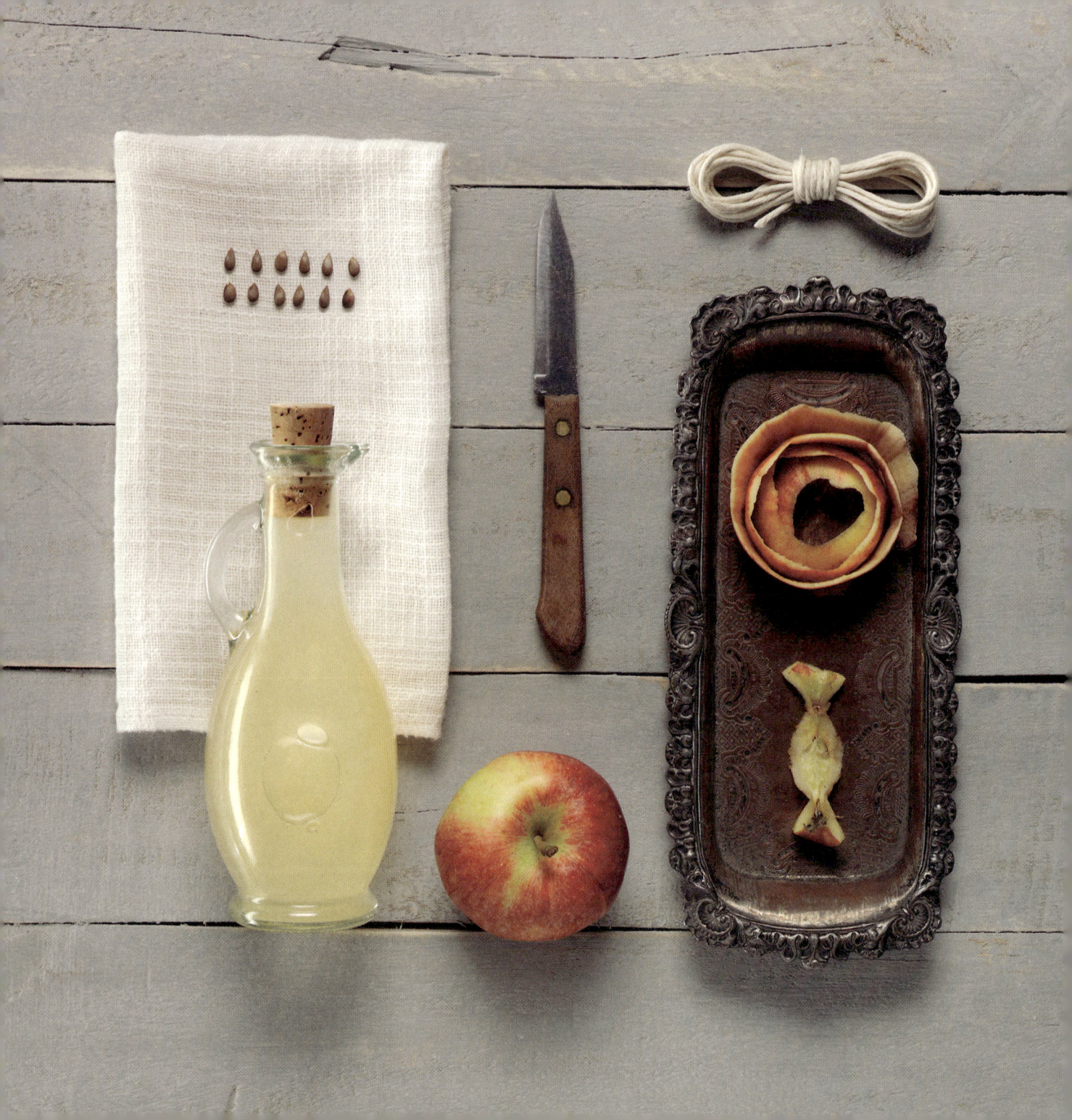

HAUS-GEMACHTER APFELESSIG

Ein wunderbares Heilmittel

MAN NEHME

2–3 Äpfel, in kleine Stücke geschnitten (mit Schale und Kerngehäuse)

2 Ein-Liter-Glasgefäße mit weiter Öffnung

ca. 600 ml (2½ Tassen) Wasser in Zimmertemperatur

1 Glas, das gut in die Öffnung des größeren Glasgefäßes passt

2 Esslöffel Honig

Seihtuch oder feiner Musselin

1 Stück Schnur oder Gummiband

WARUM ES FÜR UNS FUNKTIONIERT

Apfelessig ist reich an natürlichen Enzymen und unterstützt unsere natürlichen Körperfunktionen. Er löst Schleim, unterstützt die Verdauung und verbessert die Aufnahme wichtiger Mineralien und Nährstoffe aus unserer Nahrung. Außerdem wirkt er entzündungshemmend, antibakteriell, fördert die Wundheilung, unterbindet die Ausbreitung von Fäulnisbakterien im Darm, steigert die Leistung der Leber und strafft Gewebe und Haut. Und er eignet sich wunderbar als Haarspülung!

Man kann Essig aus jeder Frucht herstellen, die Zucker enthält, doch Apfelessig ist ein Favorit und wird für seinen heilenden Nutzen von Österreichern hochgepriesen. Das folgende Rezept ergibt einen säurearmen Apfelessig.

– KARIN

LOS GEHT'S

Die Apfelstücke in das sterilisierte Glasgefäß legen und das Glas bis fast ganz oben mit Wasser anfüllen. Den Honig unterrühren. Setz ein leeres Glas in die Öffnung auf die Flüssigkeit, um die Apfelstücke unter Wasser zu halten. Die Flüssigkeit sollte aber nicht von der Luft abgetrennt sein. Danach das Gefäß mit einem Stück Tuch bedecken und das Tuch befestigen. In diesem Zustand an einem warmen, dunklen, trockenen Ort aufbewahren.

Nach etwa zwei Wochen wird das Wasser trüb und ein weißer Schaum entsteht an der Oberfläche. Die alkoholische Gärung findet statt, natürlicher Zucker verwandelt sich zu Alkohol. Wenn die Apfelstücke auf den Boden sinken, siebe die Lösung in ein sterilisiertes Gefäß und verschließe es mit dem Stoff wie zuvor. Lager die Flüssigkeit für weitere vier bis sechs Wochen im Dunkeln.

Durch den Prozess der Essigsäuregärung fängt der Alkohol nun an, sich in Essigsäure zu verwandeln, und eine weiße Schicht bildet sich an der Oberfläche. Diese wird »Essigmutter« genannt, ist gesund und bedenkenlos für den Verzehr geeignet. Farbwechsel und trübe Ablagerungen kommen in nichtpasteurisiertem Essig natürlicherweise vor.

Den Essig nach sechs Wochen regelmäßig kosten. Bemerkst Du dabei einen alkoholischen Geruch, sollte der Essig noch eine Weile länger gelagert werden. Sobald der alkoholische Geruch verschwunden ist, den Essig in Flaschen abfüllen und ihn mit einem korrosionsfreien Verschluss versiegeln. Du kannst die Essigmutter von der Essiglösung trennen und einem unpasteurisierten Apfelwein beigeben, um neuen Essig zu erzeugen.

MEERRETTICH-KETTE

Meine Mama bastelte diese Kette - bei uns in Österreich heißt sie Krenkette -, um Fieber und Mandelentzündungen zu behandeln (und weil sie hübsch aussieht!).

MAN NEHME

frischen Meerrettich oder, wie man in Österreich sagt: Kren

1 Nadel

1 Stück Schnur

Balsam oder Salbe

weichen Musselinstoff

»Meerrettich-« oder »Krenkette« mag merkwürdig klingen, aber bei mir zu Hause war es *das* Hausmittel gegen Mandelentzündung. Wann immer ich mit Fieber und einer Mandelentzündung im Bett lag, hat meine Mutter mir eine Halskette aus frischen Meerrettichscheiben gemacht. Wenn ich mich wirklich elend fühlte, bekam ich dazu noch die Röstzwiebelbehandlung (siehe Seite 55). Zwiebelhälften dekorierten oft den Boden um mein Bett, damit ihre antibakteriellen Dämpfe meine Atemwege reinigen konnten.

- KARIN

LOS GEHT'S

Den Meerrettich waschen, aber nicht schälen. In drei bis fünf Millimeter dicke Scheiben schneiden und zum Einweichen fünf Minuten in lauwarmes Wasser legen. Mit der Nadel Löcher in die Meerrettichscheiben stechen und abwechselnd große und kleine Stücke auffädeln, bis die Halskette lang genug ist. Trag eine schützende Salbe an die Stellen des Halses auf, wo der Meerrettich die Haut berühren wird. Häng Dir die Kette um und verknote sie an der Rückseite. Anschließend mit weichem Musselin bedecken, damit der Meerrettich nicht so schnell austrocknet.

Meine Mutter hat mich vor Kurzem daran erinnert, dass man die Halskette auswechseln muss, sobald sie trocken ist. Das ist notwendig, da die wohltuenden Inhaltsstoffe nur wirken können, wenn der Meerrettich frisch und feucht ist.

WARUM ES FÜR UNS FUNKTIONIERT

Meerrettich senkt Fieber und ist ein traditionelles Mittel, um die Atemwege zu befreien. Er hat antibiotische und antivirale Eigenschaften und enthält Flavonoide sowie die Vitamine C und B1.

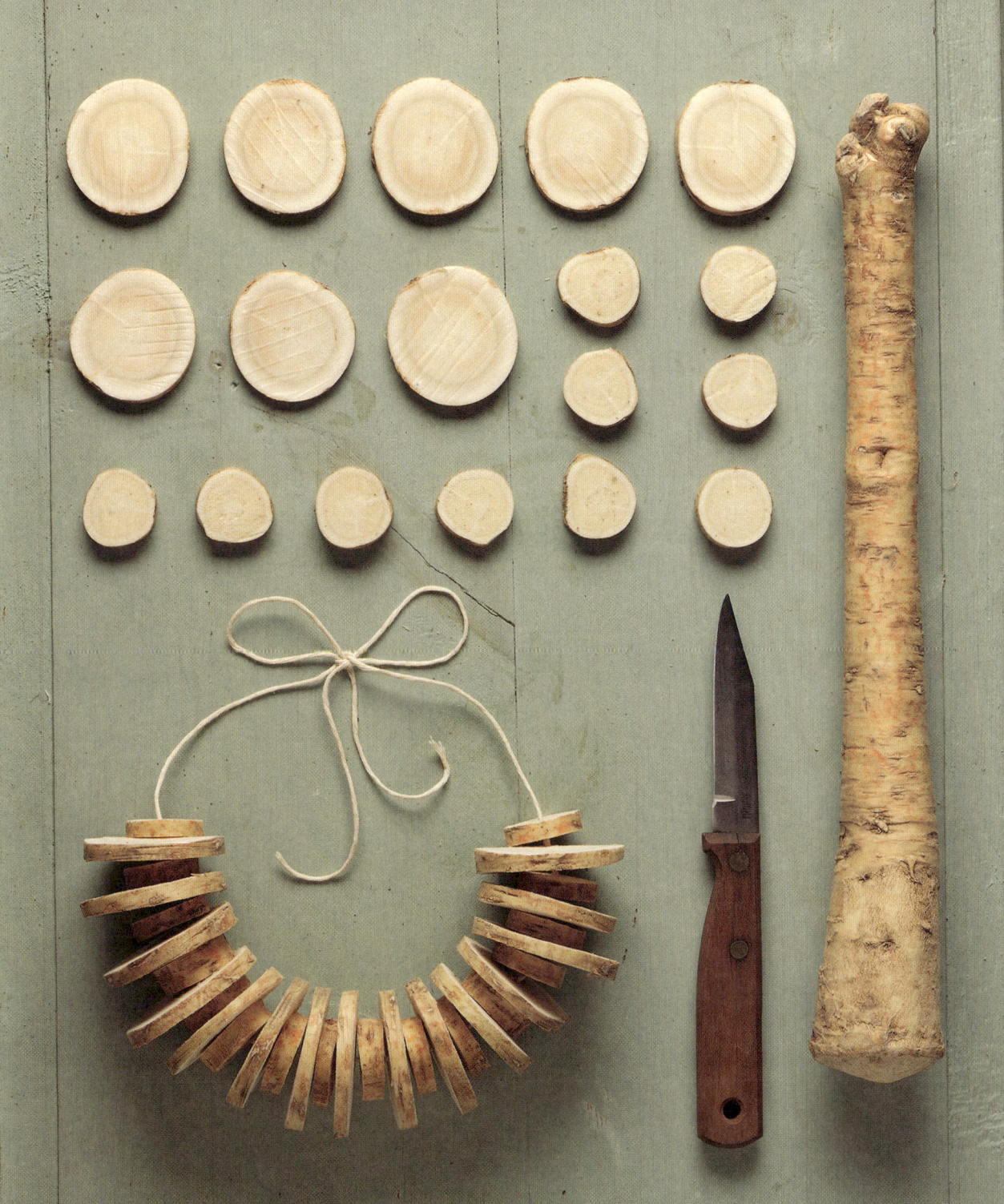

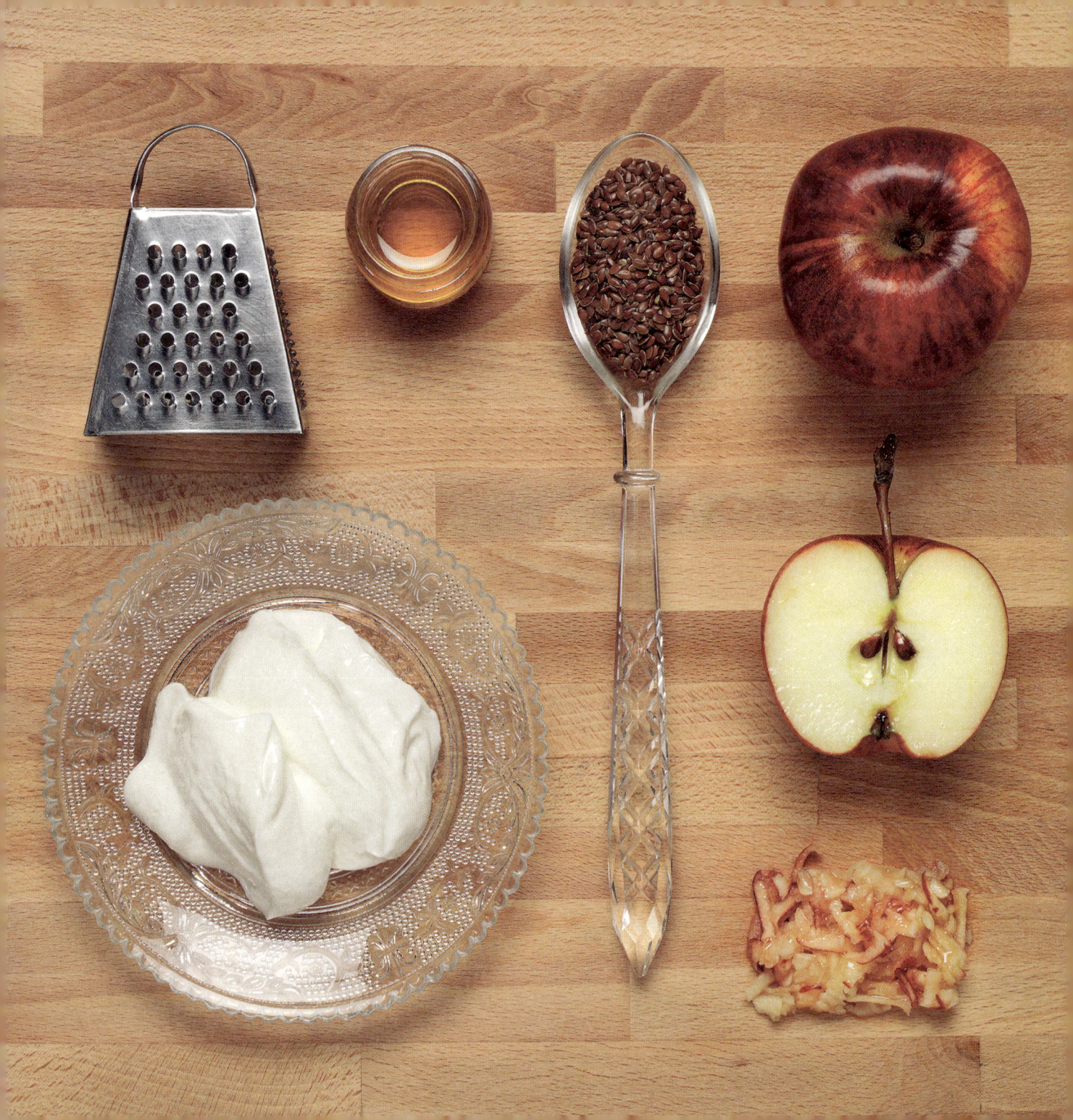

APFELTOPFEN

Bei Verstopfung empfehlenswert

MAN NEHME

125 g (½ Tasse) Topfen oder Quark

1 Apfel, gerieben

1 Teelöffel Leinsamen

1 Teelöffel Honig

Er schmeckt köstlich und ist sehr einfach herzustellen. Um ihn zu essen, musst Du die Leinsamen zuvor über Nacht eingeweicht haben. Danach kannst Du sie mit dem Topfen vermischen.

– KARIN

LOS GEHT'S

Den Topfen in eine Schüssel geben und den geriebenen Apfel, die Leinsamen und den Honig hinzufügen. Gut verrühren. Je nach Geschmack etwas Wasser dazugeben.

Wenn Du die Leinsamen nicht über Nacht eingeweicht haben, zermahl sie einfach und lass die Mischung vor dem Verzehr zehn Minuten ruhen. Dann können die Leinsamen noch all ihre wohltuenden Eigenschaften freisetzen.

WARUM ES FÜR UNS FUNKTIONIERT

Als meine Schwester über die gesundheitlichen Vorteile von Äpfeln recherchierte, kam sie zu dem Schluss, dass wir schlicht und einfach mehr davon essen müssen. Äpfel haben einen hohen Nährwert, enthalten Vitamine und Spurenelemente und unterstützen die Verdauung. Die Fruchtsäuren in Äpfeln hemmen schädliche Enzyme und Fäulnisbakterien im Darm.

Topfen wirkt entzündungshemmend, beruhigt Magen und Darm und enthält viele Mineralien und Vitamine. Noch dazu kurbelt er den Stoffwechsel an.

Leinsamen sind Lebens- und Heilmittel in einem. Sie unterstützen die Verdauung, schützen die Darmwände und sind reich an Ballaststoffen. Außerdem sind sie reich an Mineralien und Vitaminen. Vor dem Verzehr müssen sie gemahlen oder eingeweicht werden.

Honig ist ein mildes und natürliches Abführmittel.

PFLEGENDER LIPPENBALSAM

Gegen spröde Lippen

Als wäre eine fiese Erkältung nicht schlimme genug: Wenn Husten und Schnupfen auch noch mit spröden und trockenen Lippen daherkommen, ist Schluss mit lustig – und Lächeln wird zu harter Arbeit. Doch das wird sich schnell ändern, dank unserem besonders nährenden, selbst gemachten Lippenbalsam!

– NICI

MAN NEHME

1 Glas- oder Keramikschale

15 g Bienenwachs

15 g natives, kaltgepresstes Kokosöl

30 g Jojobaöl

3 Tropfen Honig

3 Tropfen Lavendelöl

8–9 kleine Lippenbalsam-Gefäße

LOS GEHT'S

Alle Zutaten, mit Ausnahme des Lavendelöls, in einer Glas- oder Keramikschüssel vermischen und bei geringer Hitze im Wasserbad schmelzen. Vorsicht vor zu hoher Wärmezufuhr, da die einzelnen Bestandteile extrem hitzeempfindlich sind. Sobald sich das gesamte Bienenwachs aufgelöst hat, das Lavendelöl unter Rühren der Mischung beigeben. Füll nun die Flüssigkeit zügig und vorsichtig in die Gefäße für den Lippenbalsam. Bienenwachs härtet bei der Abkühlung sehr schnell.

WARUM ES FÜR UNS FUNKTIONIERT

Bienenwachs hat hautschützende und feuchtigkeitsspendende Eigenschaften und einen beruhigenden Effekt.

Kokosöl ist antibakteriell, antiviral und fungizid. Es bekämpft Infektionen, unterstützt den natürlichen Heilungsprozess der Haut und verringert die Narbenbildung.

Jojobaöl hat einen natürlichen Sonnenschutzfaktor (drei bis vier) und ist reich an den Vitaminen A und E. Obwohl es als Öl bezeichnet wird, handelt es sich eigentlich um ein flüssiges Wachs.

Honig ist ein natürlicher antiseptischer Wirkstoff und wirkt gleichermaßen antibakteriell wie entzündungshemmend.

Lavendelöl wirkt antiseptisch, antibakteriell, fungizid, entzündungshemmend und hat schmerzlindernde Eigenschaften.

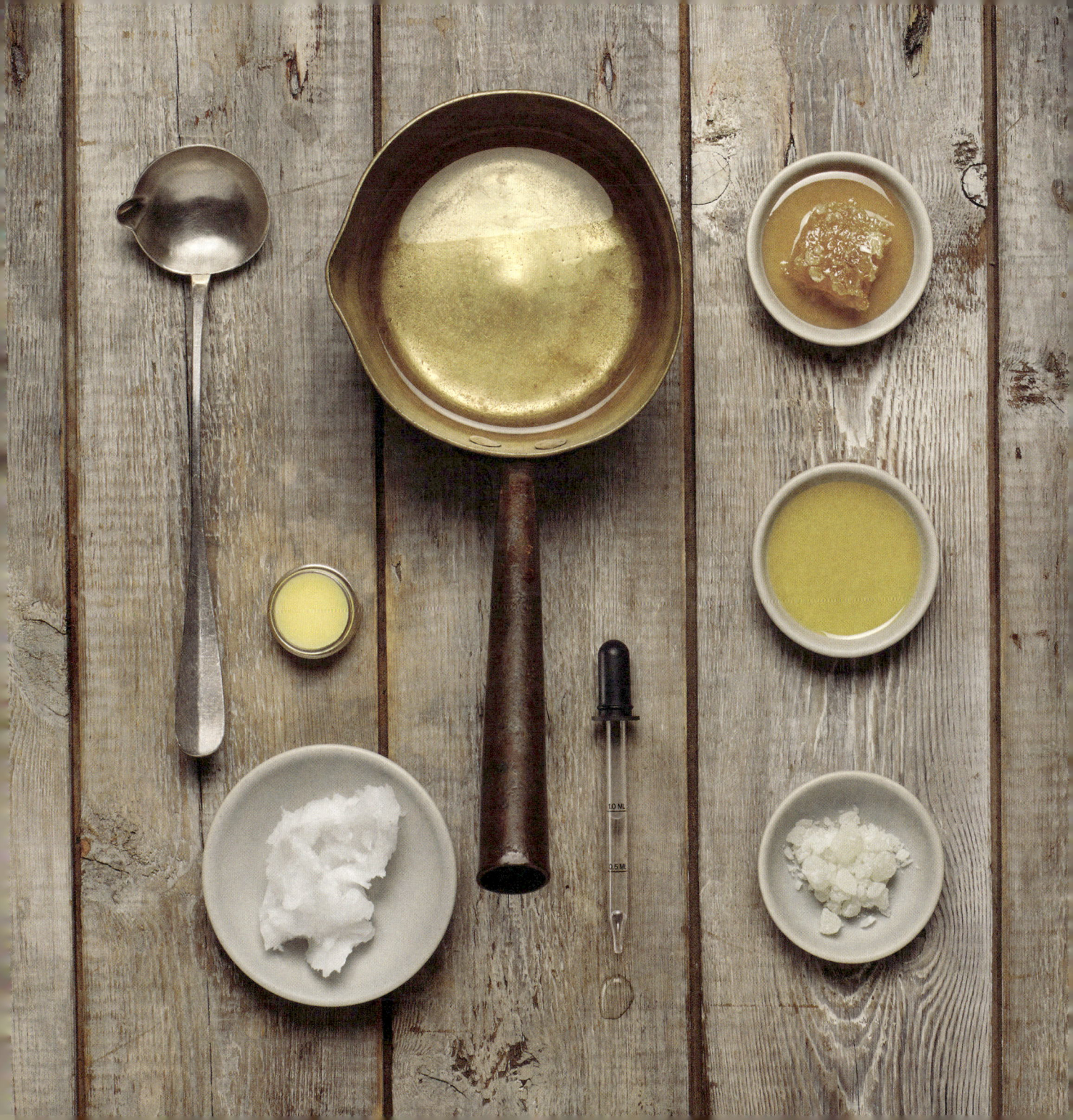

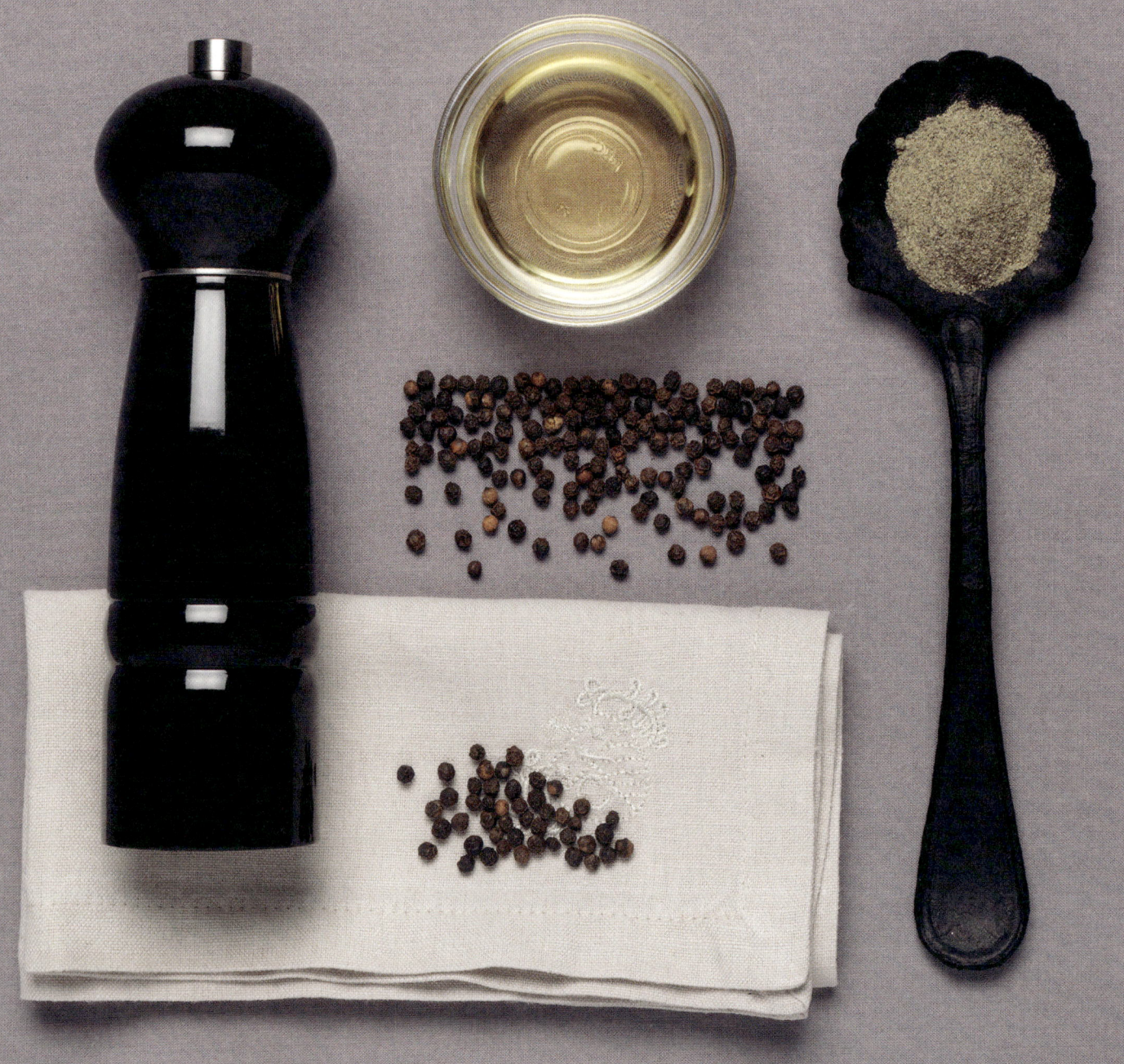

ESSIGPFEFFER-TUCH

Unser Trick bei Schnupfen

Guter alter Essig! Der absolute Superheld unter den natürlichen Arzneimitteln darf sich bei diesem traditionellen Hausmittel im Kampf gegen eine laufende Nase beweisen. Apfelessig findet seit viertausend Jahren als Heilmittel Verwendung und wie wir alle wissen: »An apple a day keeps the doctor away!« Im Idealfall den selbst gemachten Apfelessig benutzen, ansonsten den besten Bio-Apfelessig, der sich auftreiben lässt.

– NICI

MAN NEHME

1 kleines Leinentuch oder kräftiges Papiertaschentuch

hausgemachten Apfelessig (siehe Seite 13)

schwarze Pfefferkörner zum Mahlen

LOS GEHT'S

Das Tuch in den Essig tauchen, bis es durchtränkt ist. Den Pfeffer mahlen und auf dem Tuch verteilen.

Im Sinne der österreichischen Gemütlichkeit legt man sich ins Bett oder auf ein bequemes Sofa und platziert das Stück Leinen oder Taschentuch (pfeffrige Seite nach oben) maximal zwanzig Minuten lang auf der freien Brust. Tief ein- und ausatmen und schon wird's ein bisserl besser!

Für ein optimales Ergebnis wiederholst Du diese Anwendung mehrere Male am Tag.

WARUM ES FÜR UNS FUNKTIONIERT

Schwarzer Pfeffer macht die Atemwege frei und wirkt abschwellend.

Essig funktioniert wie ein Desinfektionsmittel und ist antibakteriell.

KRÄUTER-SACKERL

Man sagt, es verhindert Albträume

Falls Du Dich nachts hin- und herwirfst, Dich Deine morgige To-do-Liste wachhält oder wenn schlechte Träume Dir den Schlaf rauben, dann wird dieses wohlriechende Heilmittel den finsteren Albträumen den Kampf ansagen und behaglichen und erholsamen Schlaf ermöglichen.

– NICI

MAN NEHME

3 Teelöffel Kamillenblüten

3 Teelöffel Pfefferminze

3 Teelöffel Rosmarin

3 Teelöffel Salbei

3 Teelöffel Baldrian

3 Teelöffel Thymian

1 kleines Stück Baumwollstoff

1 Stück Schnur

... nicht ein einziges Schäfchen!

LOS GEHT'S

Die Zutaten in die Mitte des Stoffstücks legen und die Ecken so umschlagen, dass die Kräuter darin liegen wie die Füllung in einem kleinen Polster. Mit der Schnur zusammenbinden und entweder in oder neben Dein Kopfkissen geben. Dann mal tschüss, Freddy Krueger!

WARUM ES FÜR UNS FUNKTIONIERT

Kamille verhält sich wie ein Beruhigungsmittel und hilft, innere Unruhe und Schlaflosigkeit abzubauen.

Pfefferminze wirkt antimikrobiell und krampflösend.

Rosmarin ist reinigend; Salbei enthält antibakterielle Öle und kann wie ein Antitranspirant wirken; Thymian beruhigt den Geist und lindert Schmerzen.

Baldrian (die wichtigste Zutat) besänftigt, entspannt und hat eine schlaffördernde Wirkung.

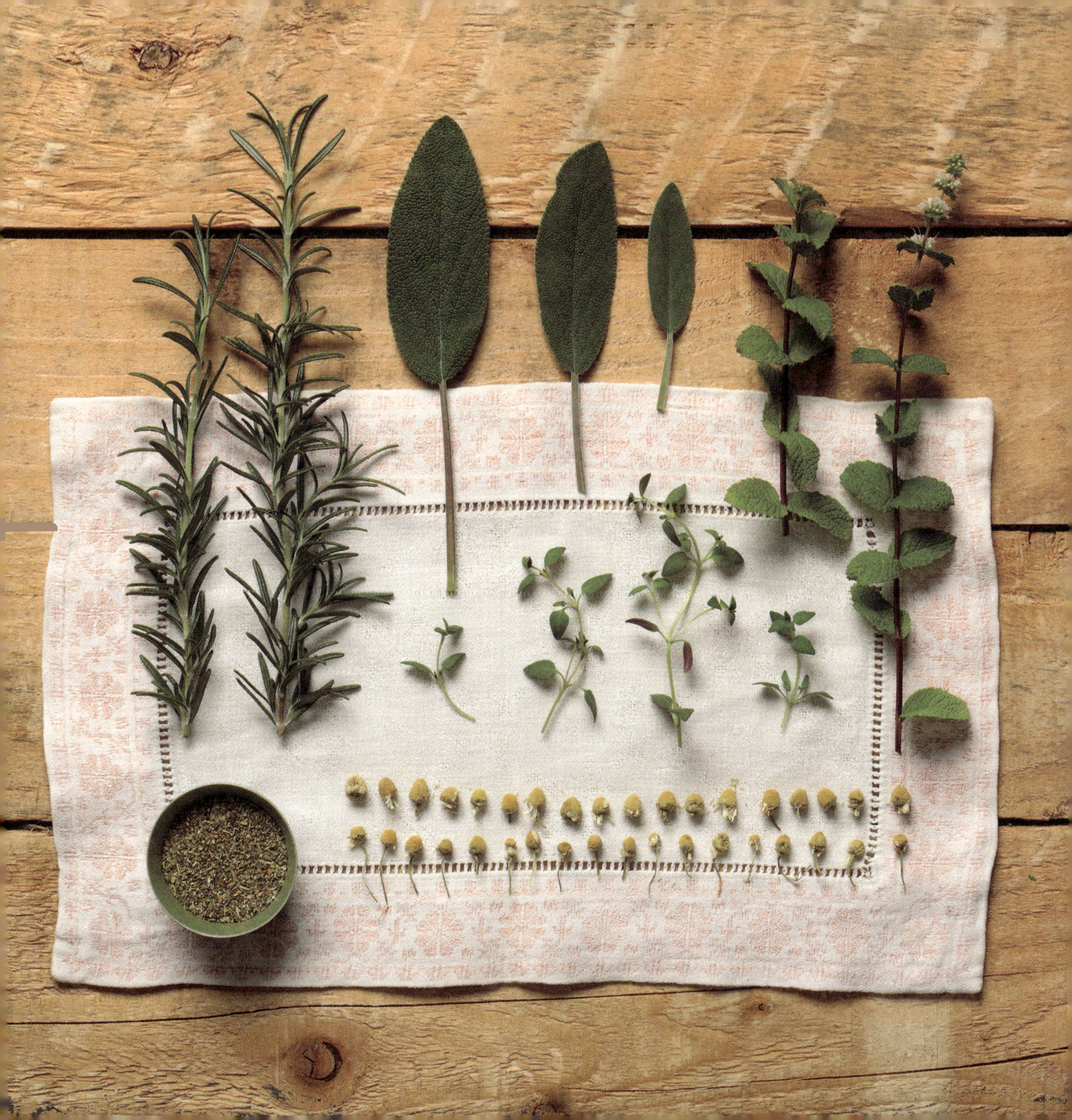

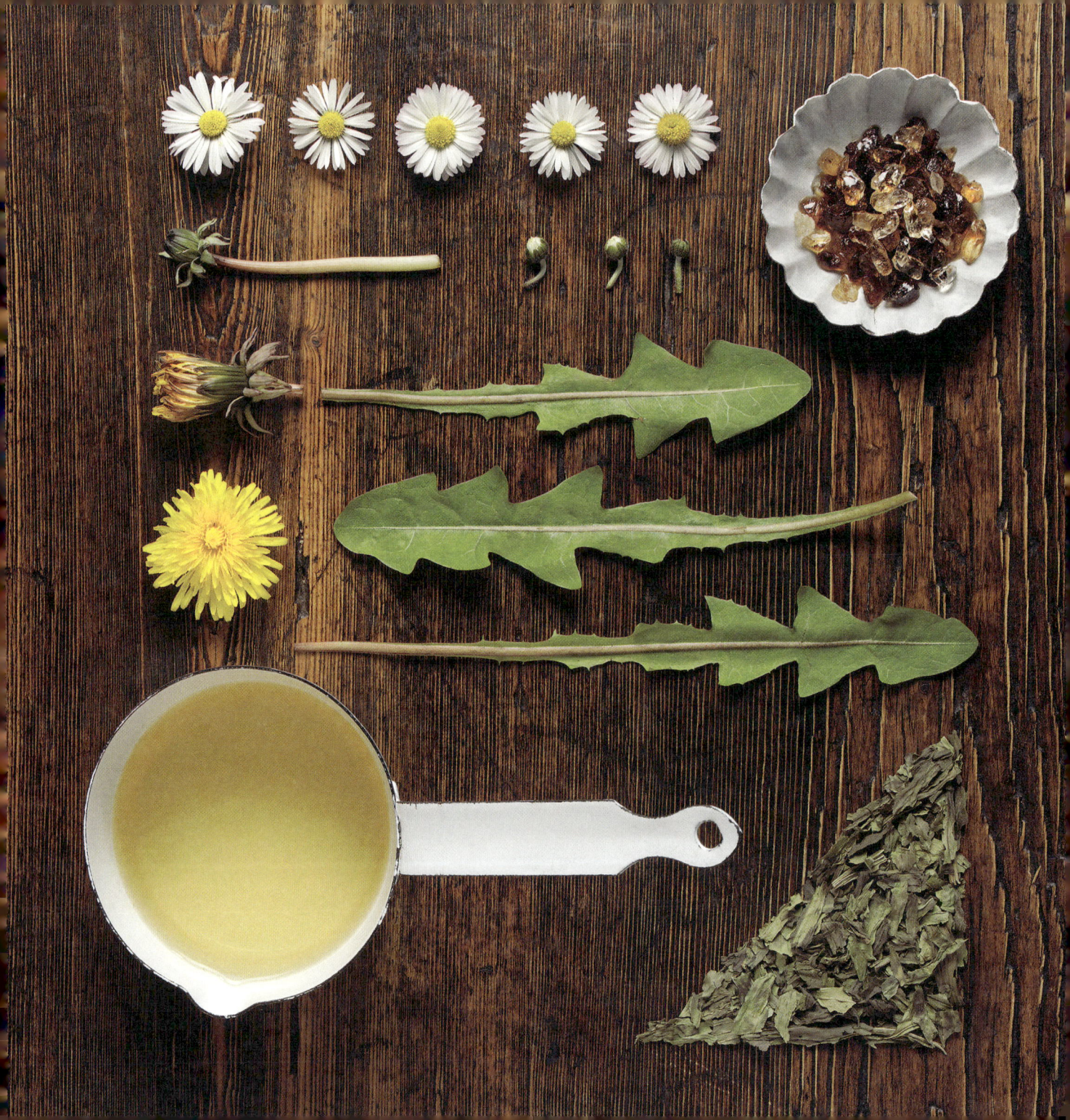

LÖWENZAHN-ENTGIFTUNGS-SIRUP

Traditioneller Entgifter und
Stoffwechselantreiber

MAN NEHME

50 g Löwenzahnblüten (alle grünen Teile
entfernen)

50 g Spitzwegerichblätter

50 g Gänseblümchen

1,2 l (5 Tassen) Wasser

1 kg (5½ leicht gefüllte Tassen) braunen
Zucker

2 Ein-Liter-Einmachgläser mit weiter
Öffnung

Dies ist ein großartiges österreichisches Rezept, das
über Generationen weitergegeben wurde. Die benötigten
Pflanzen wachsen in österreichischen Gärten oder entlang
von Wanderwegen: einfache kleine Blumen und Kräuter,
die nur darauf warten, gepflückt zu werden und ihre
heilenden Kräfte zu entfalten. In Österreich ist dieser
Sirup als Blutreiniger und zur Entgiftung sehr beliebt.

– NICI

LOS GEHT'S

Die Löwenzahnblüten, Spitzwegerichblätter und
Gänseblümchen mit dem Wasser in einen Kochtopf geben und
zwei Stunden einweichen lassen.

Alles zum Kochen bringen und dann die Hitze leicht
verringern. Dreißig Minuten sanft köcheln und
durchziehen lassen, dann abseihen. Die Flüssigkeit
zurück in den Topf gießen, solange sie noch heiß ist,
den Zucker hinzufügen und verrühren, bis er sich
komplett aufgelöst hat. Falls nötig, unter ständigem
Rühren nochmals erhitzen, bis die Flüssigkeit zähflüssig
wird.

Zum Schluss den Sirup in sterilisierte Einmachgläser
füllen und an einem kühlen, dunklen Ort lagern – er ist
bis zu acht Monate haltbar. Auf Brot und Butter oder als
Süßungsmittel im Tee schmeckt der Sirup hervorragend.
Wir empfehlen einen Teelöffel am Tag.

WARUM ES FÜR UNS FUNKTIONIERT

Sowohl Löwenzahn als auch Gänseblümchen sind entgiftend.
Darüber hinaus regt Löwenzahn den Stoffwechsel an.

Spitzwegerichblätter wirken zusammenziehend
(adstringierend), wundheilend und blutreinigend.

MEERRETTICH-PACKERL

Bei Sinusitis und Erkältung

MAN NEHME

frischen Meerrettich

1 kleines Viereck aus dünnem
Baumwollstoff, etwa Musselin

1 Stück Schnur

Bei blockierten Nebenhöhlen oder lähmender Erkältung
schnürst Du Dir einfach dieses kleine Rettichpackerl für
sofortige Linderung.

- NICI

LOS GEHT'S

Den Meerrettich waschen und so fein wie möglich reiben
(circa ein Teelöffel). In der Mitte des Stoffstücks
platzieren und durch das Umschlagen der Seiten zudecken.
Mit der Schnur zu einem kleinen Packerl zusammenbinden.

Nun legst Du das Meerrettichpackerl auf den oberen
Bereich Deines Nackens oder Deiner Stirn, aber lass
es nicht länger als drei Minuten auf der Haut liegen
- behalte die Zeit im Auge, um Hautirritationen zu
vermeiden.

WARUM ES FÜR UNS FUNKTIONIERT

Meerrettich löst Schleim, ist antimikrobiell und regt
die Durchblutung an. Genau was Du brauchst, um Dich
auszukurieren!

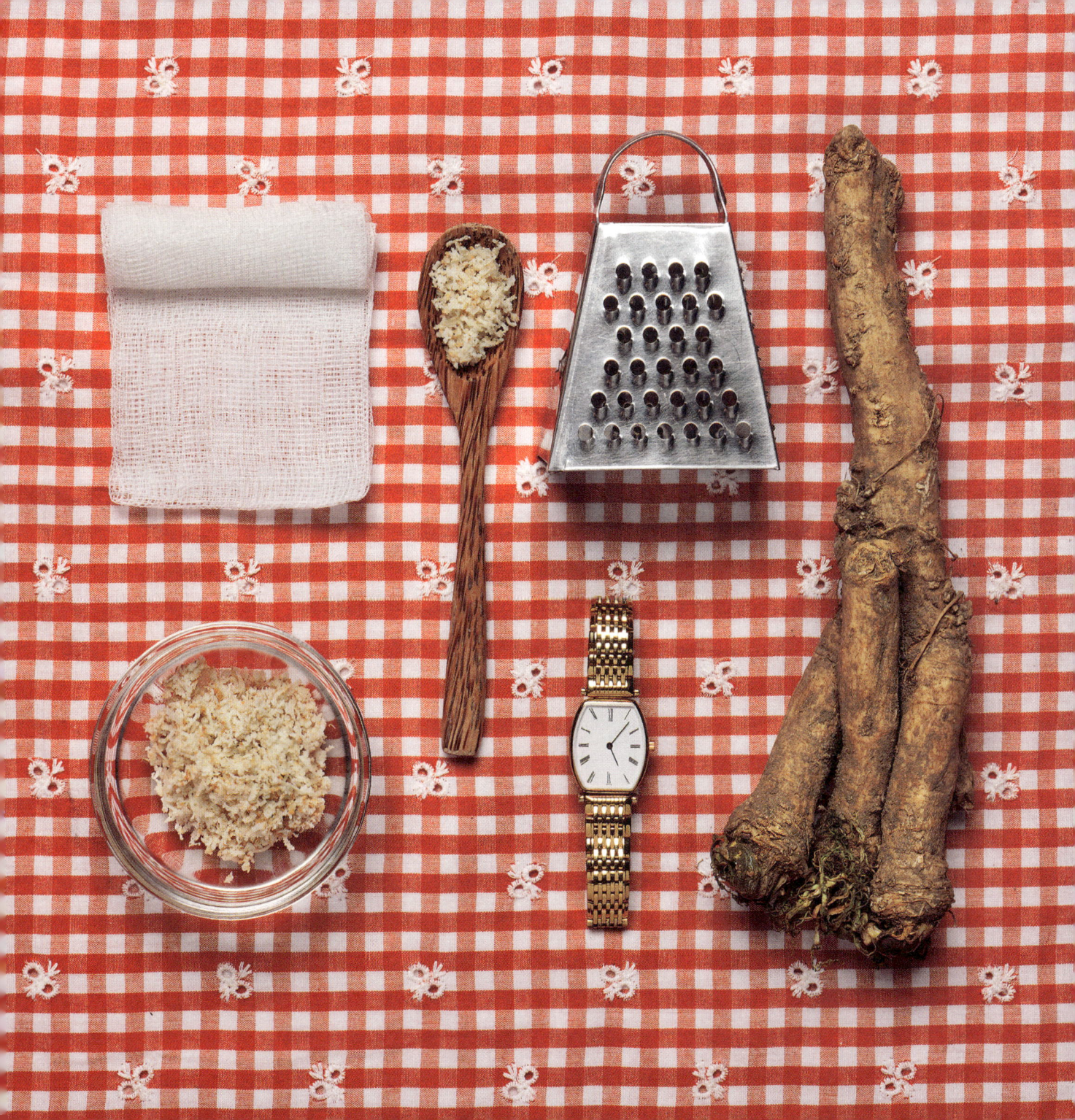

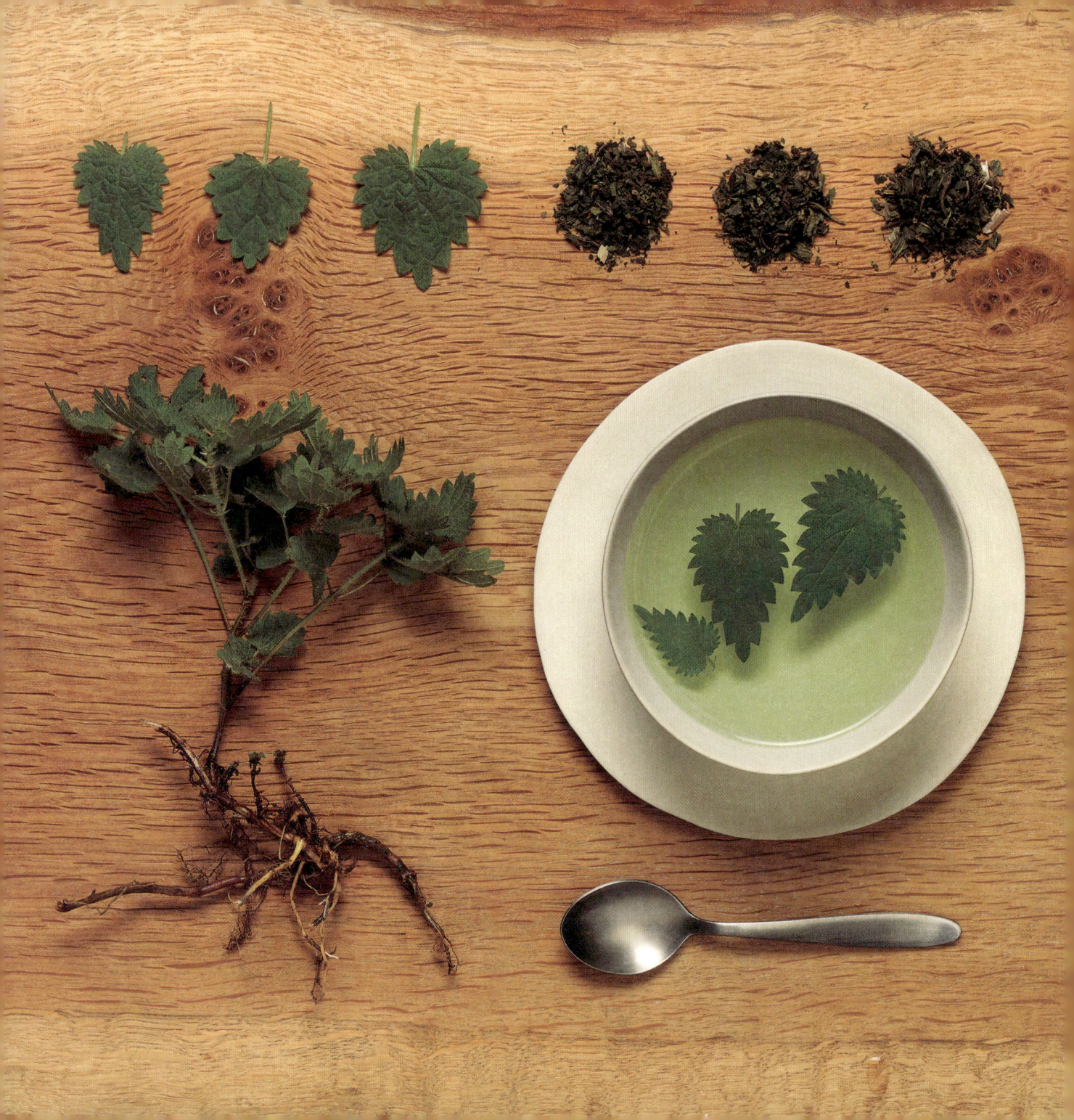

BRENNNESSEL-TEE

Mamas Rezept zur Blutreinigung und Opas Antwort auf vieles mehr

Brennnesseln gehören zu meinen Lieblingspflanzen. Dieser köstliche Aufguss ist einfach zuzubereiten. Du musst die Brennnesselblätter pflücken oder die Wurzeln ausgraben, bevor die Pflanze Blüten produziert. Die wohltuenden Eigenschaften der Brennnesselblätter sind so am wirkungsvollsten. Verwende Brennnesseln aus dem Wald oder weit entfernt von der Straße. Ich würde dazu raten, Handschuhe zu benutzen, obwohl meine Mama Brennnesseln mit bloßen Händen gepflückt hat, so lange ich zurückdenken kann. Sie sagt, die Stiche helfen, Rheuma vorzubeugen!

Die Blätter waschen und sofort verwenden oder trocknen und in einem Behälter aufbewahren. Wenn sie frisch zum Kochen verwendet werden sollen, nimmst Du ein Nudelholz und rollst einige Male über die Brennnesseln, um die Brennhaare zu brechen. Danach sind die Blätter ohne Probleme essbar und können für schmackhafte Salate und Suppen verwendet werden.

– KARIN

MAN NEHME

getrocknete oder frisch gepflückte junge Brennnesselblätter oder -wurzeln (wenn Du Wurzeln verwendest, achte darauf, die Erde gründlich abzuwaschen)

250 ml (1 Tasse) Wasser

1 Teelöffel Brennnesselblätter
(3–4 Blätter)

LOS GEHT'S

Einen Teelöffel Brennnesselblätter in eine Tasse füllen und kochendes Wasser dazugeben. Zehn Minuten zugedeckt ziehen lassen, dann abgießen und unverzüglich trinken.

Bei der Verwendung von Brennnesselwurzeln eine Handvoll in einen Topf geben, mit Wasser bedecken und zum Kochen bringen. Von der Flamme nehmen und einige Stunden zugedeckt ruhen lassen, dann abgießen und den Tee trinken.

WARUM ES FÜR UNS FUNKTIONIERT

Brennnesseln sind antiallergen, krampflösend, blutreinigend, blutbildend, reich an Vitamin C und Eisen und wurden bereits in der Behandlung von Diabetes und Dermatitis eingesetzt. Brennnesseln können auch hilfreich sein, um Arthritis-Schmerzen zu lindern.

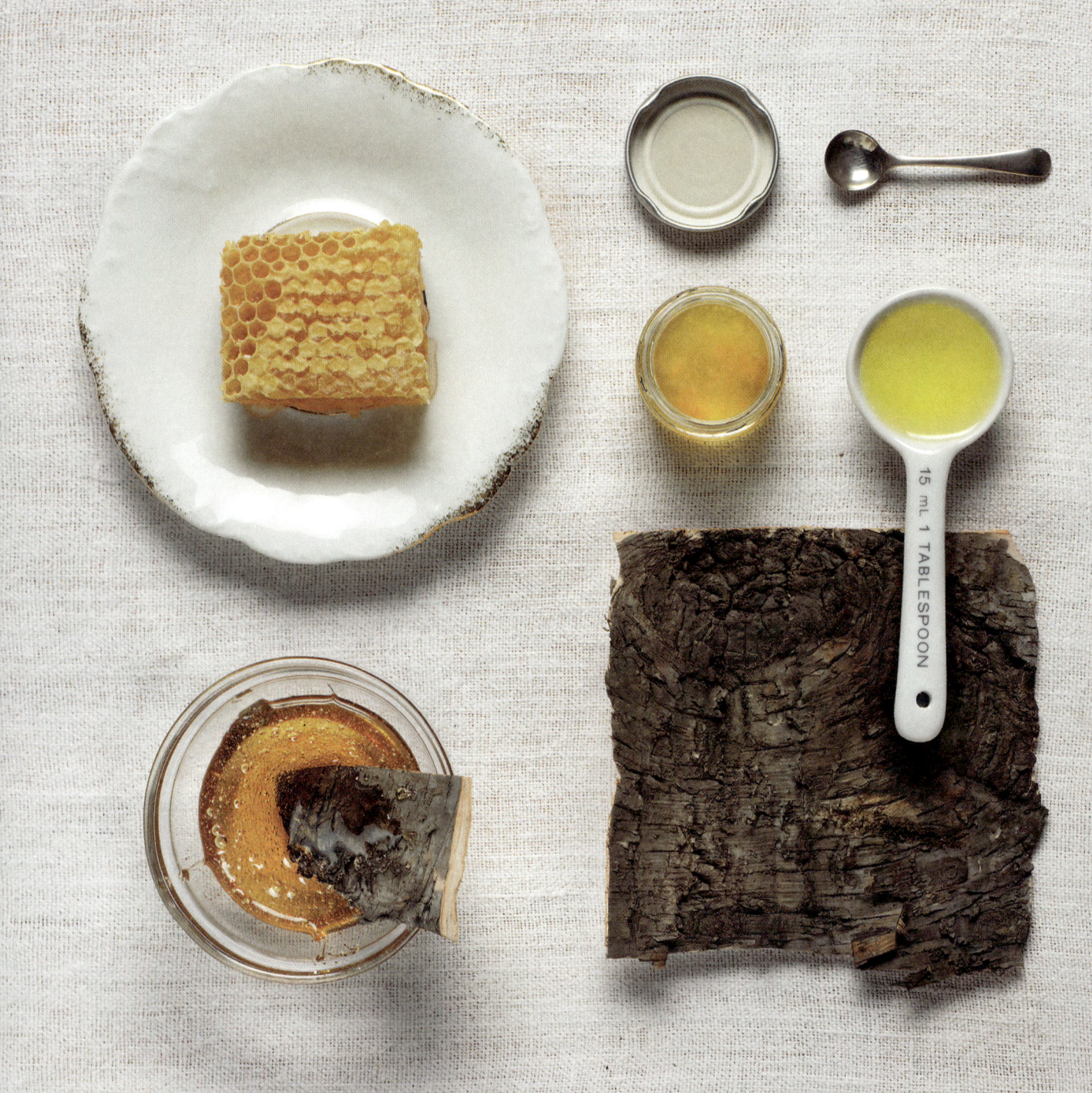

HARZSALBE

Ein wohltuender Alleskönner

In meiner typischen Wald-und-Wiesen-Kindheit wurde immer viel auf Bäumen herumgekraxelt. Nicht nur ein klassischer Zeitvertreib, sondern auch gesund – vor allem wenn der Baum der Wahl eine österreichische Lärche ist, denn ihr Harz steckt voller Heilkräfte. Unsere »Pechsalbe« hilft der Haut beim Verheilen, kann zur Behandlung von Krampfadern genutzt werden, lindert Rheumatismus und beseitigt das gelegentliche Hühnerauge.

– NICI

MAN NEHME

30 g Lärchenharz (erhältlich in Online-Reformhäusern)

75 ml Olivenöl

20 g Bienenwachs

1 kleinen Behälter

LOS GEHT'S

Das Harz mit dem Olivenöl und dem Bienenwachs in einem kleinen Topf erhitzen und gut verrühren, bis es sich ganz aufgelöst hat.

Nun die Salbe in einen kleinen, sauberen Behälter geben und warten, bis sie abgekühlt ist. Wenn das Gefäß geschlossen ist und an einem kühlen und trockenen Ort aufbewahrt wird, bleibt diese sehr nützliche Salbe bis zu 18 Monate haltbar.

WARUM ES FÜR UNS FUNKTIONIERT

Genauso wie Harz Wunden in der Baumrinde schließt, hilft er auch der menschlichen Haut zu heilen. In Kombination mit den Antioxidantien und dem Vitamin E im Olivenöl sowie dem antibiotischen Bienenwachs ist Lärchenharz dafür bekannt, Infektionen abzuwenden, Insektenstiche und Hühneraugen zu lindern und sogar bei Rheuma und Blasen heilend zu wirken.

TOPFENWICKEL

Spezialität meiner Mama bei
Mandelentzündung

Zugegeben, der Wickel ist eine verzwickte Angelegenheit
und Du wirst wie eine österreichische Topfennachspeise
riechen. Doch bei einer schmerzhaften Mandelentzündung
sind eben extreme Maßnahmen angesagt! Und der
Milchhofgeruch und das versaute Geschirrtuch sind es
allemal wert, denn dies ist der Superstar unter allen
Topfenrezepten und sollte Dein Halsweh ganz schnell
auskurieren. Nicht ohne Grund mein Lieblingshausmittel!

– NICI

MAN NEHME

1 Geschirrtuch

250–500 g Topfen

1 Sicherheitsnadel

1 großes Handtuch

LOS GEHT'S

Das Geschirrtuch zu einem langen Streifen falten. Etwa
hundert Gramm Topfen entlang des Streifens verteilen.
Das Tuch mit dem Topfen vorsichtig um den Hals wickeln,
sodass der Topfen die Haut berührt. Mit einer kleinen
Sicherheitsnadel befestigen.

Es ist keine schlechte Idee, noch ein weiteres (großes)
Handtuch um den Hals zu wickeln, denn, wie ich schon
sagte, dies ist eine ziemlich chaotische Geschichte.
Jetzt noch ein kleines Nickerchen – vielleicht
träumst Du ja von einem köstlichen österreichischen
Topfenstrudel!

Sobald der Topfen getrocknet ist, bis zu dreimal
wiederholen.

WARUM ES FÜR UNS FUNKTIONIERT

Topfen hat entzündungshemmende Eigenschaften, lindert
Schmerzen und kühlt. Wenn Topfen in Kontakt mit der Haut
kommt, entsteht Milchsäure, die die Poren öffnet und
die Durchblutung anregt. Wenn die Körperwärme den Topfen
erwärmt, neutralisiert er Entzündungen und löst Schleim.

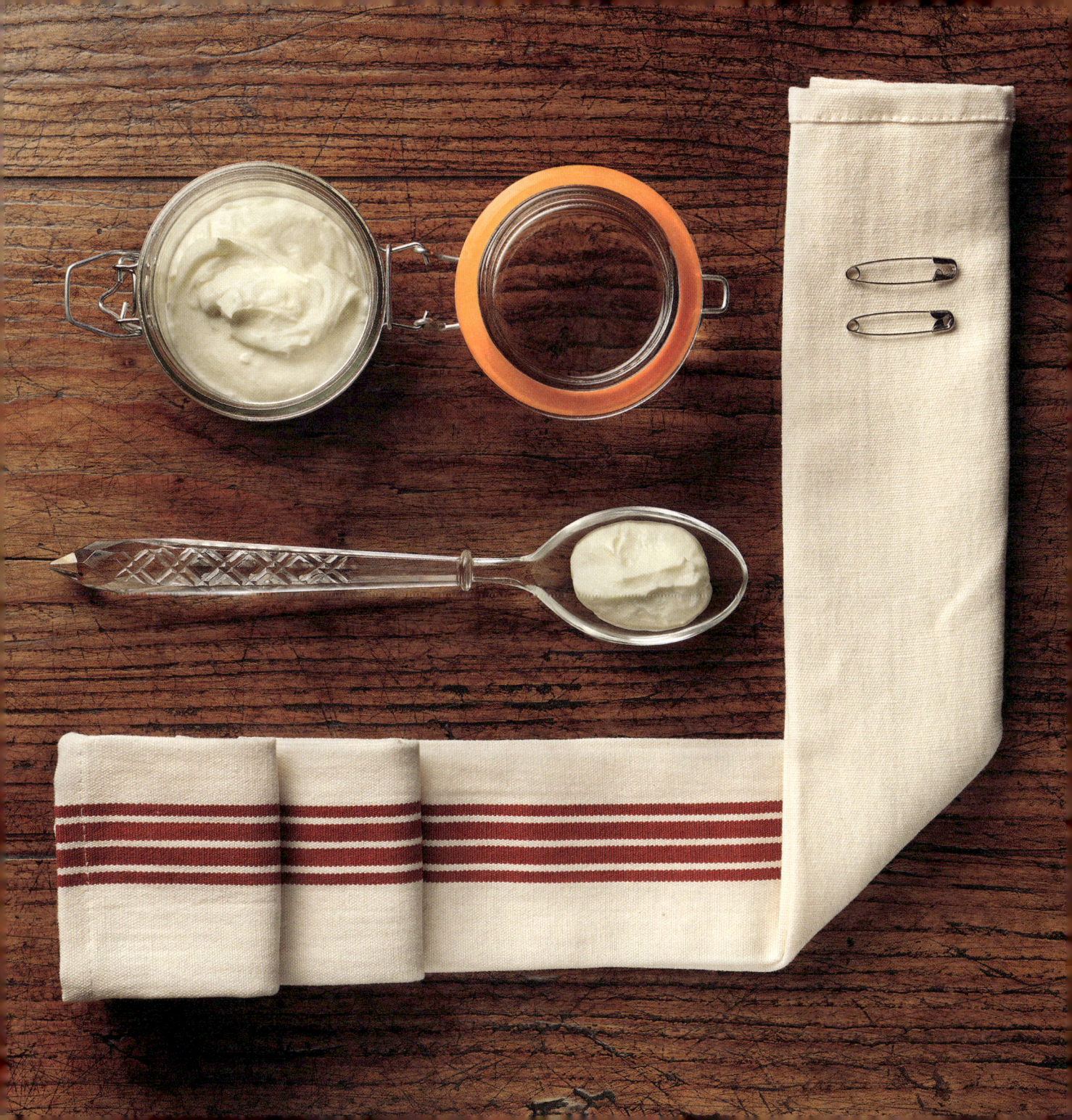

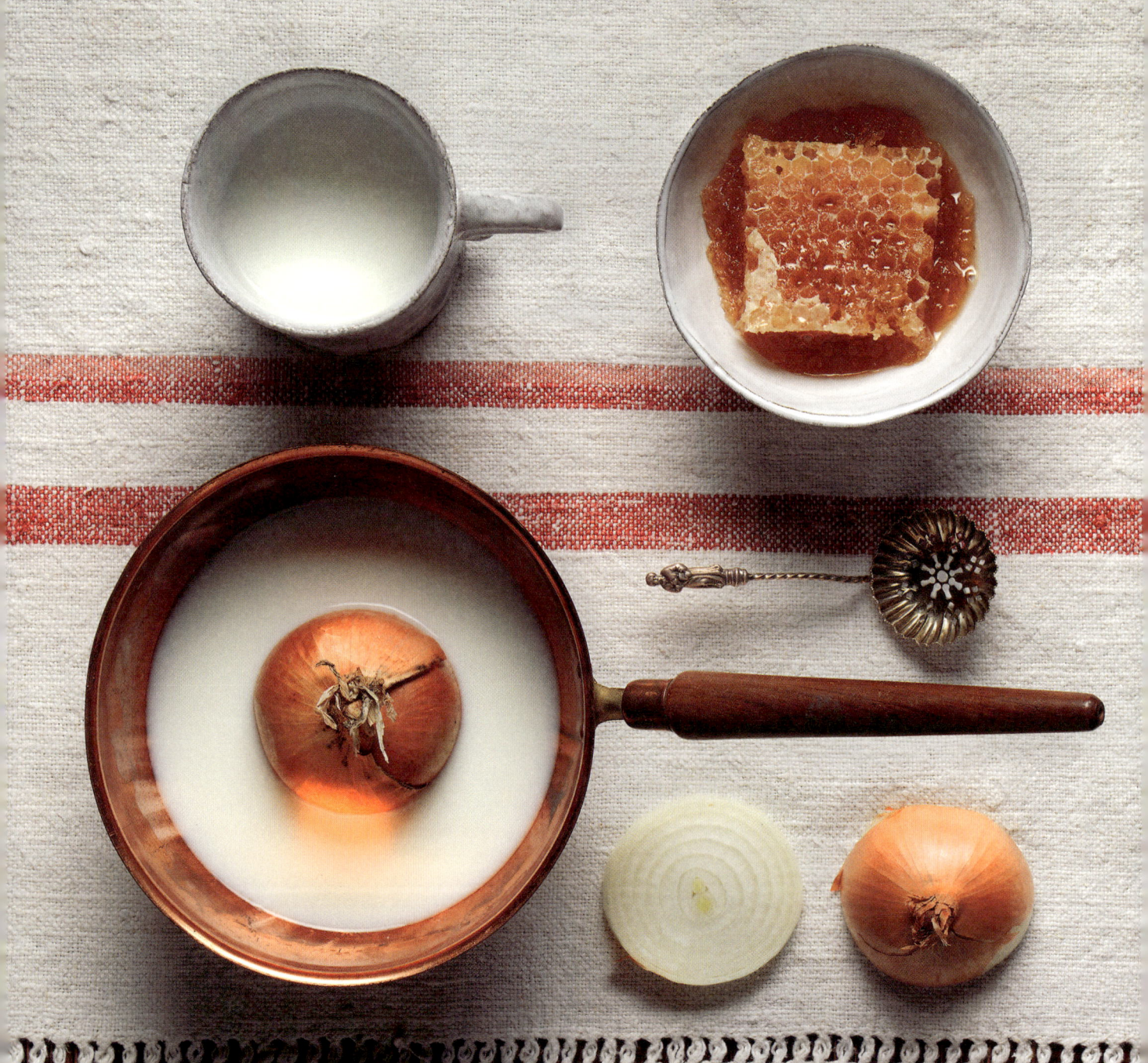

HEISSE ZWIEBELMILCH

Mamas Rezept gegen Husten

MAN NEHME

500 ml (2 Tassen) Milch

2 große Zwiebeln, gewürfelt

1-2 Teelöffel Honig pro Tasse

Du wirst wahrscheinlich alle Zutaten für dieses simple Rezept schon zu Hause haben. Also kein Grund, noch extra einkaufen gehen zu müssen, wenn Du Dich schon krank und schwach fühlst. Sehr praktisch!

– KARIN

LOS GEHT'S

Die Milch in einem Topf leicht zum Köcheln bringen, dann die Zwiebeln dazugeben. (Nimm Mandelmilch, Sojamilch oder Wasser, falls Du keine Kuhmilch verwenden möchtest.)

Unverzüglich von der Flamme nehmen und zwanzig Minuten zugedeckt ziehen lassen.

Zwiebelmilch in eine Tasse oder Kanne leeren. Den Honig einrühren und die Mischung trinken, um den Husten zu mildern. Bitte achte darauf, den Honig erst direkt vor dem Trinken der Milch beizumischen, da Honig hitzeempfindlich ist.

Wenn Du nicht die ganze Zwiebelmilch auf einmal trinkst, kannst Du den Rest vorsichtig in einem Topf wieder aufwärmen.

WARUM ES FÜR UNS FUNKTIONIERT

Zwiebeln lösen Schleim, wirken abschwellend und haben antibakterielle und entzündungshemmende Eigenschaften.

Honig wird seit Jahrtausenden für seine heilsamen Qualitäten geschätzt. Er stärkt das Immunsystem, beugt Bakterienwachstum vor und senkt Fieber. Darüber hinaus ist er krampflösend, krampfhemmend sowie schleimlösend.

OMAS GEHEIMNIS

Wenn ich Bronchitis hatte

MAN NEHME

150 g Quitte

250 ml (1 Tasse) Wasser

geriebene Schale einer unbehandelten Zitrone

Honig, nach Belieben

Roggenbrot

Omas Rezepte sind meistens die besten. Dieses hier ist eine echtes Gustostückerl, denn es ist nicht nur wirkungsvoll, es schmeckt auch unglaublich lecker.

– NICI

LOS GEHT'S

Die Quitte schälen, in kleine Würfel schneiden und in einen Topf geben. Das Wasser über die Würfel schütten und alles zum Kochen bringen. Die Hitze verringern und köcheln lassen, bis die Früchte weich sind.

Als Nächstes die Quitte durch ein Sieb in eine Schüssel drücken. Die Zitronenschale und jede Menge Honig zu der pürierten Quitte geben und verrühren.

Etwas Roggenbrot (stilecht à la Oma) toasten und die Quitte darauf verteilen. An Guadn!

WARUM ES FÜR UNS FUNKTIONIERT

Die Quitte ist eine gute Quelle für Vitamin C, Jod und Zink. Sie ist außerdem reich an Schleimstoffen, die eine schützende Schicht auf den Schleimhäuten bilden und heilsam für die Atemwege sind.

Honig hat belebende und antibakterielle Qualitäten.

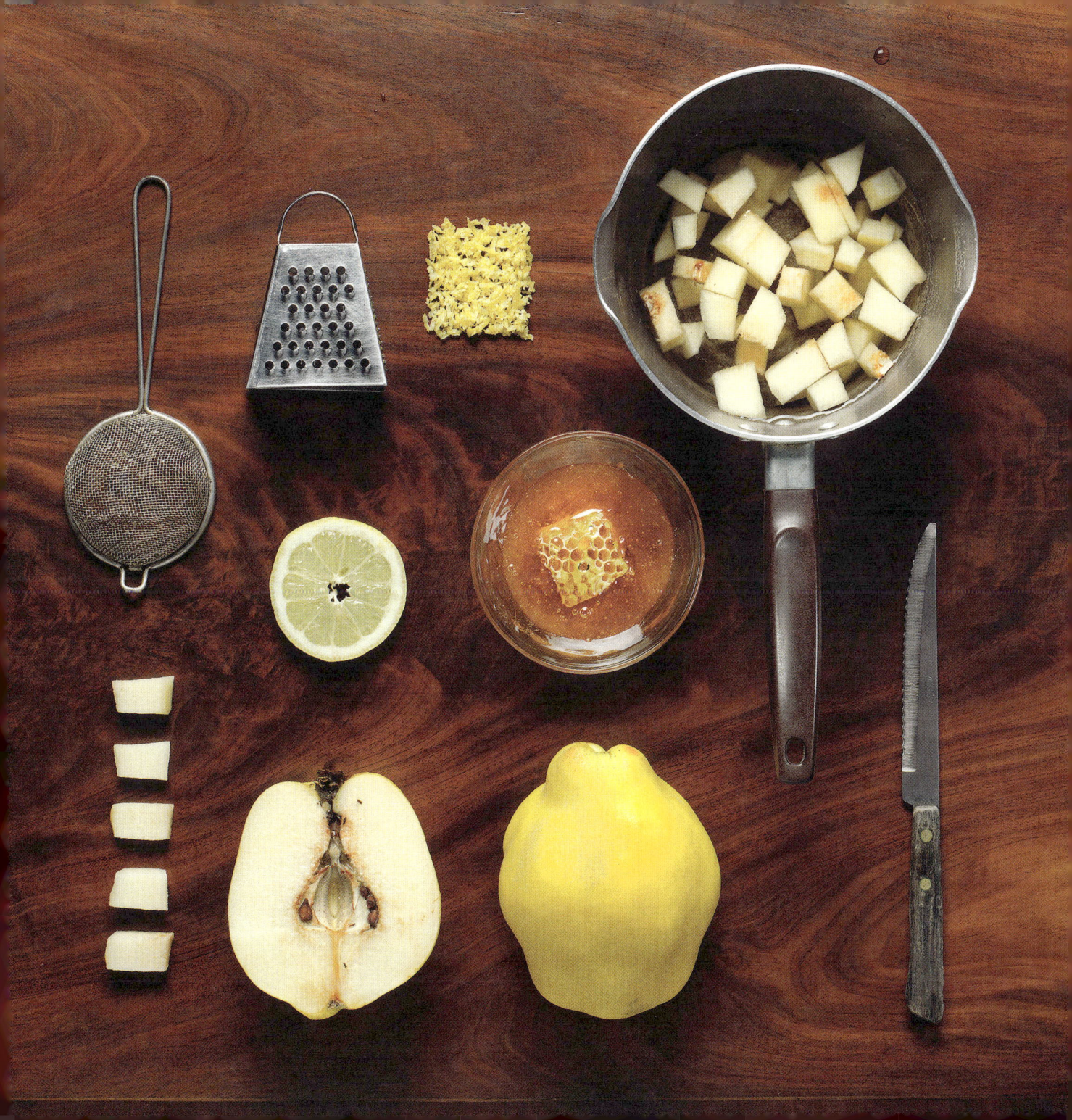

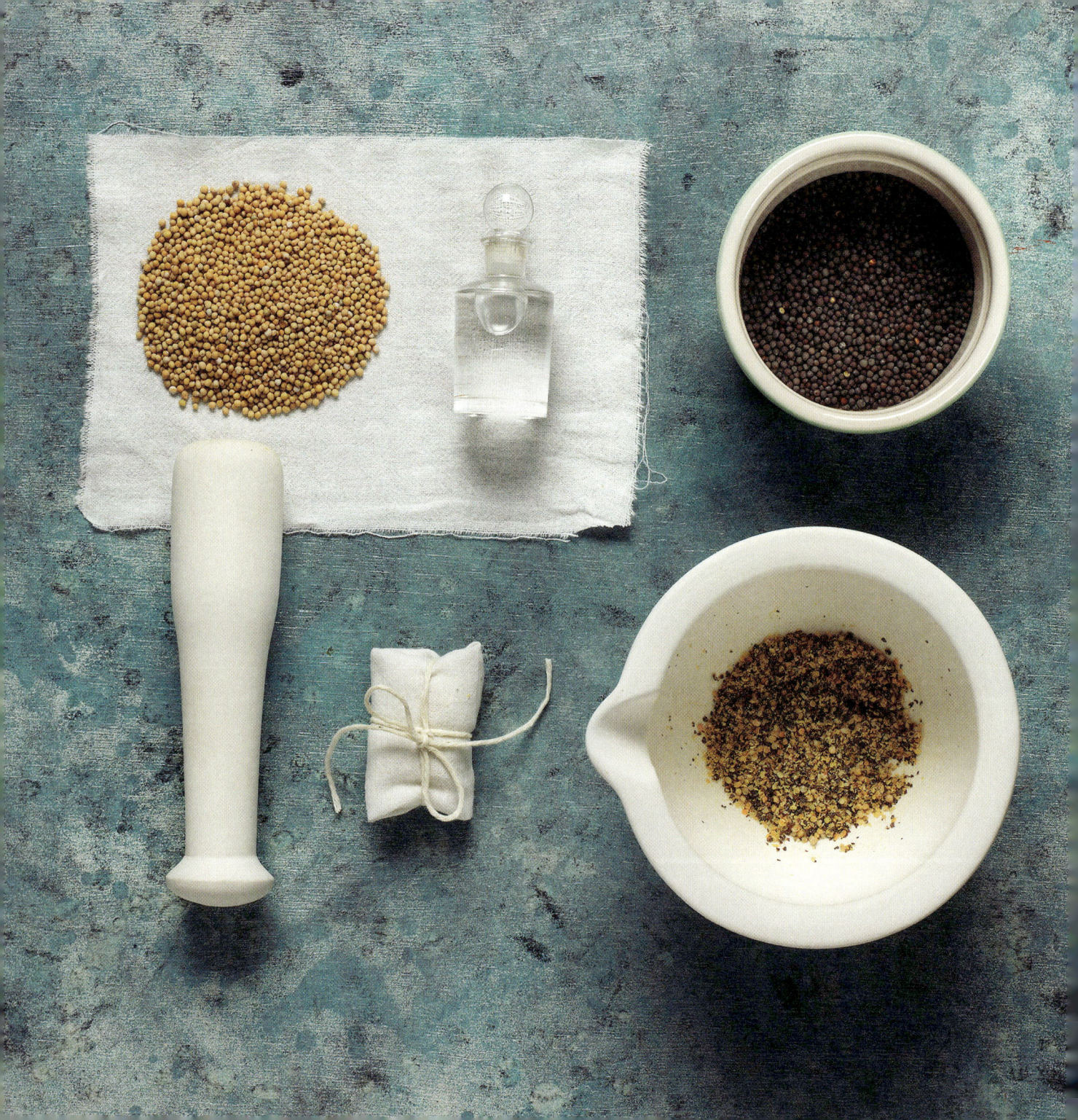

SENFPACKERL

Wie meine Schwester
Nebenhöhlenentzündungen kuriert

Für dieses Mittel braucht man Stößel und Mörser und damit kommt man sich ja schon mal ausgesprochen professionell vor. Körner zerreiben mit traditionellen Werkzeugen – wie ein echter Apotheker eben!

– NICI

MAN NEHME

2 Esslöffel Senfkörner (braun und/oder gelb)

Stößel und Mörser

1 Esslöffel warmes Wasser

1 kleines Leinentuch

1 Stück Schnur

LOS GEHT'S

Die Senfkörner mit dem Stößel im Mörser zerreiben. Mit dem warmen Wasser vermischen, bis eine Paste entsteht. Die Senfpaste in der Mitte des Leinentuchs verteilen und die Ränder umklappen, um sie darin einzuschließen, dann mit der Schnur zusammenbinden.

Das kleine Senfpackerl gegen Wangen und Stirn pressen und nach fünf bis zehn Minuten entfernen. Es ist ratsam, zwischendurch die Reaktion der Haut zu prüfen, um Hautirritationen im Gesicht zu vermeiden.

Wasch Dein Gesicht nach der Behandlung mit warmem Wasser. Sei dabei vorsichtig: Senfkörner reizen die Schleimhäute. Gib also acht, dass die Paste nicht in die Augen gelangt. (Sollte das dennoch geschehen, keine Sorge: Einfach gründlich mit reichlich klarem Wasser ausspülen.)

WARUM ES FÜR UNS FUNKTIONIERT

Senfkörner sind desinfizierend, krampflösend und können verwendet werden, um Entzündungen, Rheumatismus und Kopfschmerzen zu behandeln.

KAMILLE-SALZ-INHALATION

Damit werden Erkältungssymptome gemildert und Atemwege befreit

Wenn Dich eine richtig fiese Erkältung kaum atmen lässt, dann haben wir das richtige Heilmittel für Dich – dampf den dicken Kopf mit den verstopften und geschwollenen Nebenhöhlen einfach gesund. Und damit nicht genug, dieses Hausmittel reinigt zudem Deine Haut und öffnet die Poren. Wir lieben Nebenwirkungen, die unsere Haut strahlend aussehen lassen, besonders dann, wenn eine Erkältung versucht, uns den Tag zu vermiesen!

– NICI

MAN NEHME

1 l (4 Tassen) Wasser

1 Handvoll getrocknete Kamillenblüten

3 Esslöffel Meersalz

1 großes Handtuch

LOS GEHT'S

Das Wasser in einem Topf zum Kochen bringen, dann von der Flamme nehmen. Die Kamillenblüten und das Meersalz hinzugeben. Halte Deinen Kopf mit dem Gesicht nach unten über den Topf, etwa zwanzig Zentimeter vom Wasser entfernt, und bedecke den Kopf mit einem großen Handtuch. Vorsicht, dass das Handtuch nicht in das heiße Wasser hängt und sich vollsaugt. Ich lasse anfangs immer einen kleinen Spalt zwischen dem Topf und meinem Handtuch, damit sich mein Gesicht an die Hitze gewöhnen kann.

Zehn Minuten lang inhalieren und nach der Behandlung umgehend ins Bett gehen.

WARUM ES FÜR UNS FUNKTIONIERT

Kamille desinfiziert, ist krampflösend und hat außerdem entzündungshemmende Eigenschaften.

Meersalz löst Schleim, stärkt das Immunsystem und wirkt keimtötend.

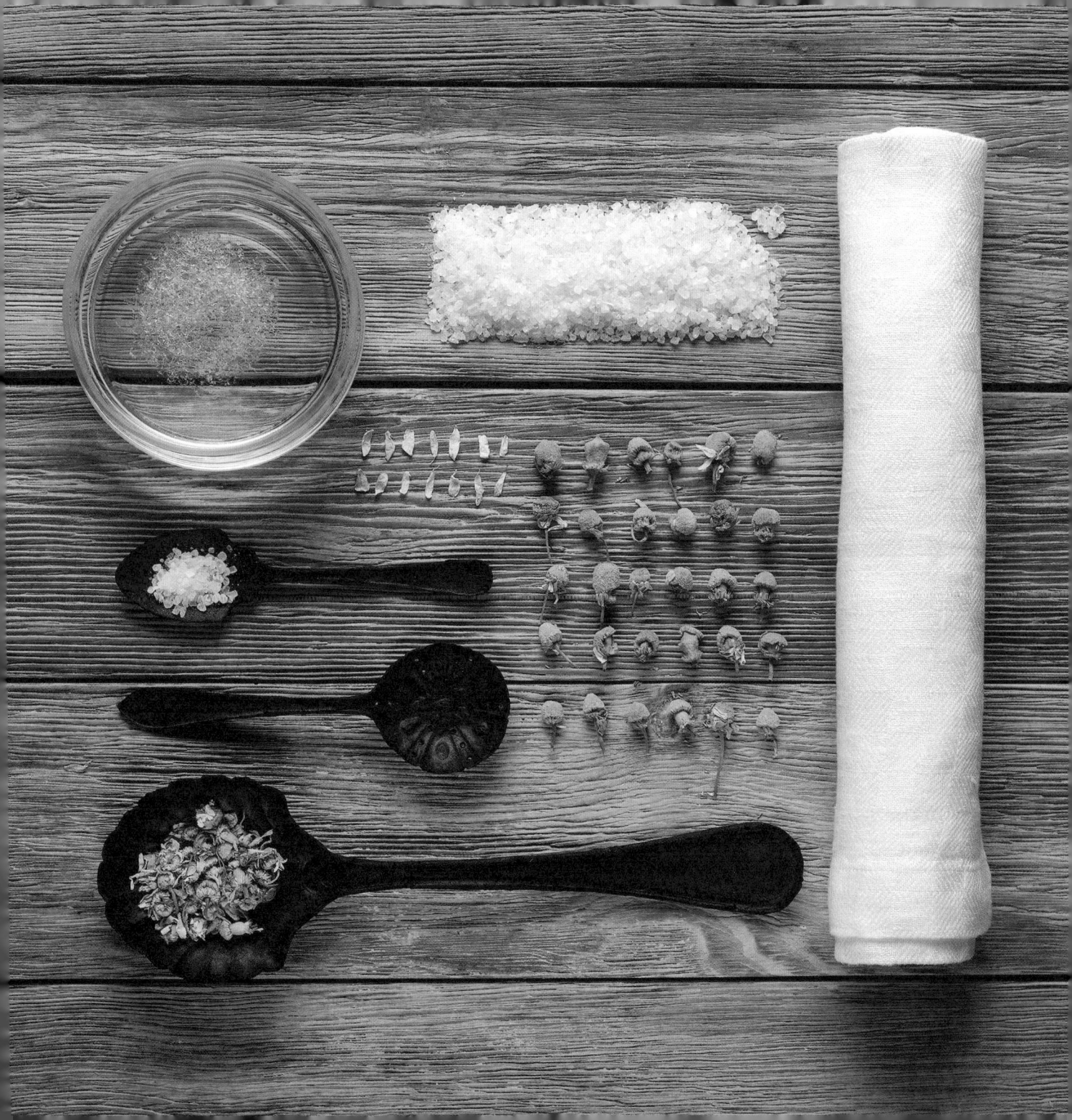

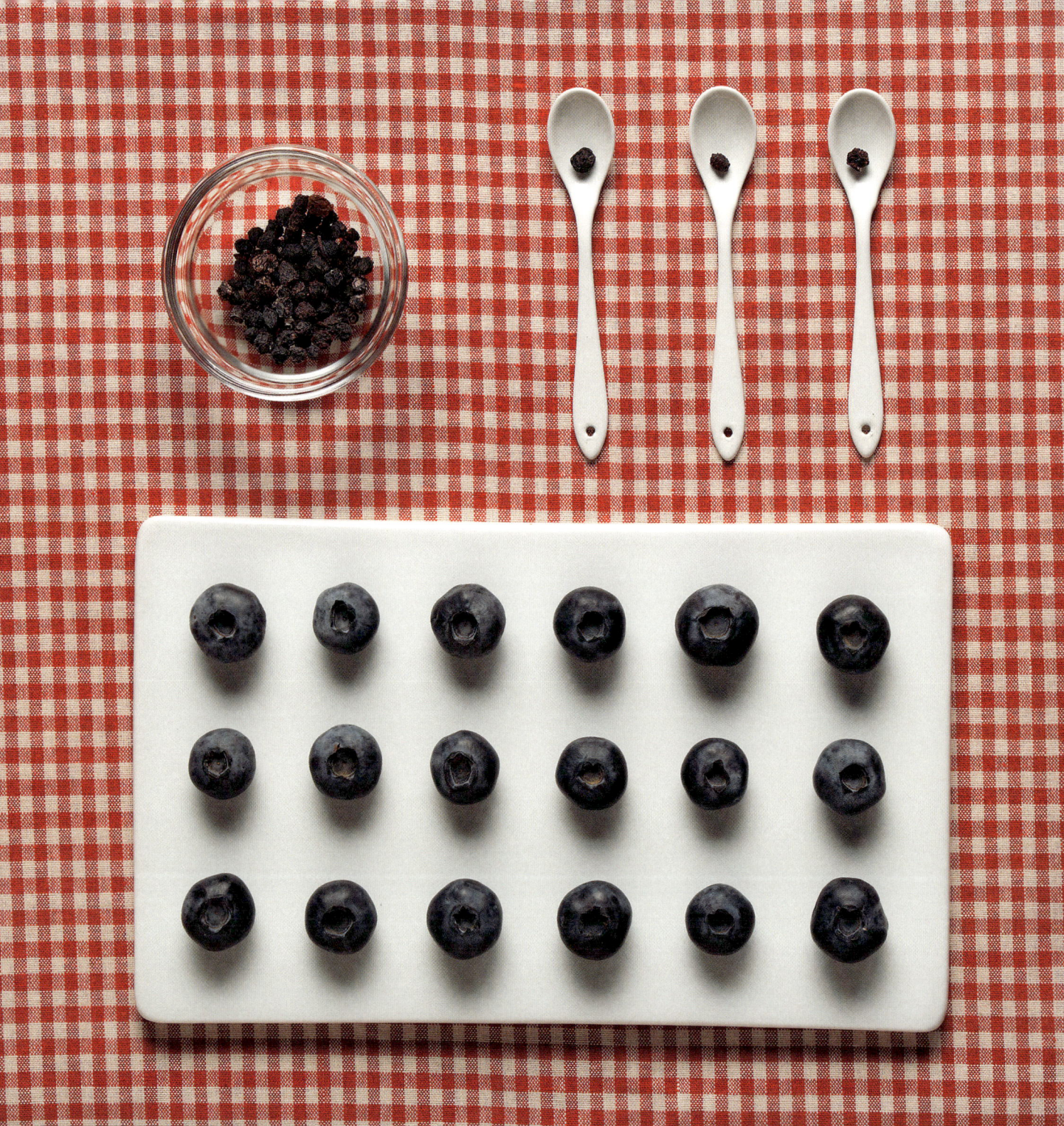

HEIDELBEER-TEE

Der Trick meiner Oma gegen Durchfall

Weil dies eine Sache von Dringlichkeit sein könnte, hier die Kurzversion dieses alten Heilmittels, das den Magen beruhigt und hilft, Durchfall entgegenzuwirken: Iss getrocknete Heidelbeeren. Bitte schön. Erledigt! Dieser wunderbare Tee ist eine ebenso wirkungsvolle, nur geringfügig aufwendigere Version derselben Arznei.

– NICI

MAN NEHME

2–3 Teelöffel getrocknete Heidelbeeren (nur getrocknete verwenden, da frische den entgegengesetzten Effekt haben)

250 ml (1 Tasse) Wasser

LOS GEHT'S

Die getrockneten Heidelbeeren in einen kleinen Topf geben und das Wasser dazugeben. Zum Kochen bringen, dann die Hitze leicht verringern und zehn Minuten köcheln lassen. Abseihen und im Laufe des Tages trinken.

WARUM ES FÜR UNS FUNKTIONIERT

Getrocknete Heidelbeeren sind seit dem Mittelalter als effektives Heilmittel gegen Durchfall bekannt. Sowohl die Beeren als auch ihre Blätter enthalten Tannine, die eine zusammenziehende Wirkung haben.

FLOWER-POWER-SUD

Familienrezept gegen Bronchitis

Ein Strauß Pfingstrosen am Krankenbett ist, worauf man hoffen sollte – nicht weil sie so hübsch in der Vase aussehen, sondern weil sie zerpflückt und gekocht die ach-so-widerspenstige Bronchitis heilen werden. Benutze nur Pfingstrosen, die nicht mit Pestiziden behandelt wurden.

– NICI

MAN NEHME

Blütenblätter einer Pfingstrose

250 g (1 Tasse) braunen Kandiszucker

125 ml (½ Tasse) Wasser

Honig, nach Belieben

LOS GEHT'S

Die Rosenblätter zusammen mit Zucker und Wasser in einen Topf geben. Zum Kochen bringen, die Hitze verringern und zehn Minuten lang köcheln lassen, bis der Zucker sich völlig aufgelöst hat. Abkühlen lassen und dann den Honig hinzugeben.

Dreimal am Tag einen Teelöffel dieses Suds einnehmen.

WARUM ES FÜR UNS FUNKTIONIERT

Aufgrund ihrer krampflösenden Fähigkeiten werden Pfingstrosen seit Jahrhunderten von Menschen auf der ganzen Welt verwendet (darunter unsere österreichischen Großmütter), um eine ganze Reihe von Krankheiten zu behandeln, von Krämpfen über Entzündungen der Atemwege bis hin zu Unterleibsbeschwerden.

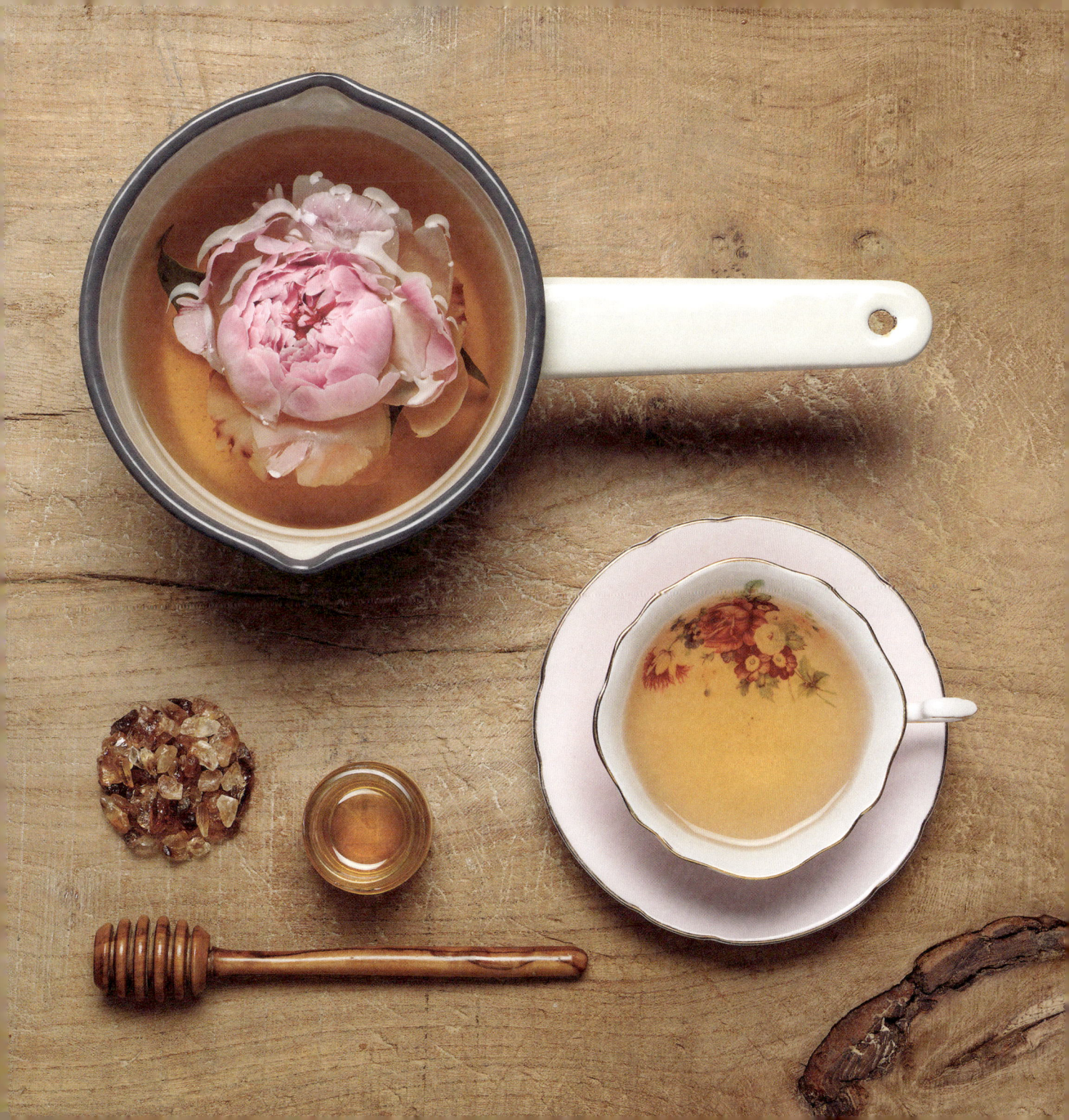

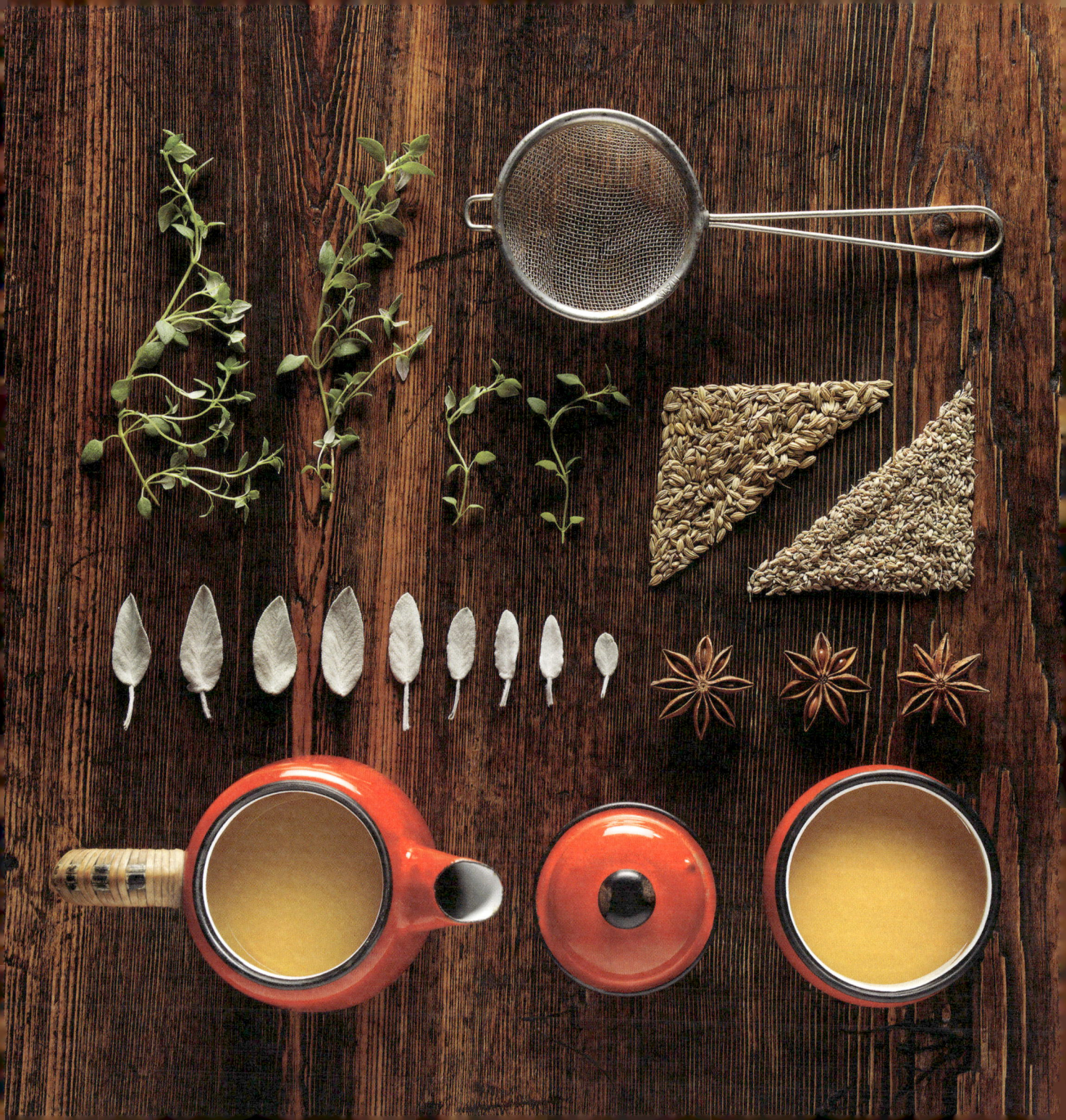

ANIS-FENCHEL-SALBEI-TEE

Bei Nebenhöhlenentzündung

Ich liebe englischen Tee – muss auch so sein, als Wahl-Engländerin! Englischer Tee ist hier in England die Antwort auf viele kleine Probleme, insbesondere: Wie soll ich morgens nur aus dem Bett kommen? Außerdem ist eine Tasse Tee die offizielle englische Erstreaktion auf alle erdenklichen schlechten Nachrichten – ein großartiger Allrounder! Wozu er hingegen wenig taugt, ist zur Linderung von Sinusitis. Dafür brauchst Du eine andere Sorte Tee, wie diesen frisch schmeckenden Aufguss.

– NICI

MAN NEHME

60 g Anis oder chinesischer Sternanis

30 g Fenchelsamen

30 g Salbeiblätter

40 g Thymianblätter

250 ml (1 Tasse) Wasser pro Tasse Tee

LOS GEHT'S

Die Samen und Kräuter vermischen.

Pro Tasse einen großzügigen Teelöffel dieser Mixtur verwenden. Das Wasser kochen und in eine Tasse gießen. Zehn Minuten ziehen lassen, dann abgießen.

Zwei Tassen pro Tag trinken, bis die Symptome der Nebenhöhlenentzündung verschwinden.

Die Trockenmischung an einem kühlen, trockenen Ort lagern.

WARUM ES FÜR UNS FUNKTIONIERT

Anis und Sternanis sind antibakteriell, schonend antikonvulsiv und enthalten ätherische Öle. Ihre reinigenden Eigenschaften üben ihren wohltuenden Effekt auf viele chronische Krankheiten aus.

Fenchelsamen helfen, Schleim zu lösen. Darüber hinaus besitzen sie antiseptische Eigenschaften.

Thymian wirkt antibakteriell und desinfizierend. Er ist außerdem entzündungshemmend.

Salbei ist fungizid und hat antibakterielle Eigenschaften.

FICHTEN-
NADELBAD

Gegen Erkältung, Schnupfen und
Husten

MAN NEHME

3 frische Fichtenzweige, gewaschen

1 l (4 Tassen) Wasser

Wenn Du spürst, dass eine Erkältung naht, nimm ein Bad
in dieser Fichtenessenz. Es ist ganz schnell zubereitet
und duftet herrlich wie ein Fichtenwald.

- KARIN

LOS GEHT'S

Die Fichtenzweige in kleine Stücke schneiden, in einen
Topf legen und das Wasser aufgießen. Zugedeckt zum
Kochen bringen, die Hitze stark verringern und zehn
Minuten köcheln lassen.

Nun den Topf von der Flamme nehmen, mit einem Tuch
bedecken und die Fichten-Lösung weitere zehn Minuten
ziehen lassen, während Du Dein Bad einlässt.

Abseihen und die Lösung dem Badewasser beimischen.
Entspanne Dich ungefähr zwanzig Minuten lang, atme tief
durch und genieße die wunderbaren Waldgerüche.

Geh danach direkt zu Bett und ruhe Dich aus.

WARUM ES FÜR UNS FUNKTIONIERT

Fichtennadeln haben eine belebende, krampflösende
Wirkung und regen die Durchblutung an. Die ätherischen
Öle befreien und desinfizieren Lunge und Atemwege.

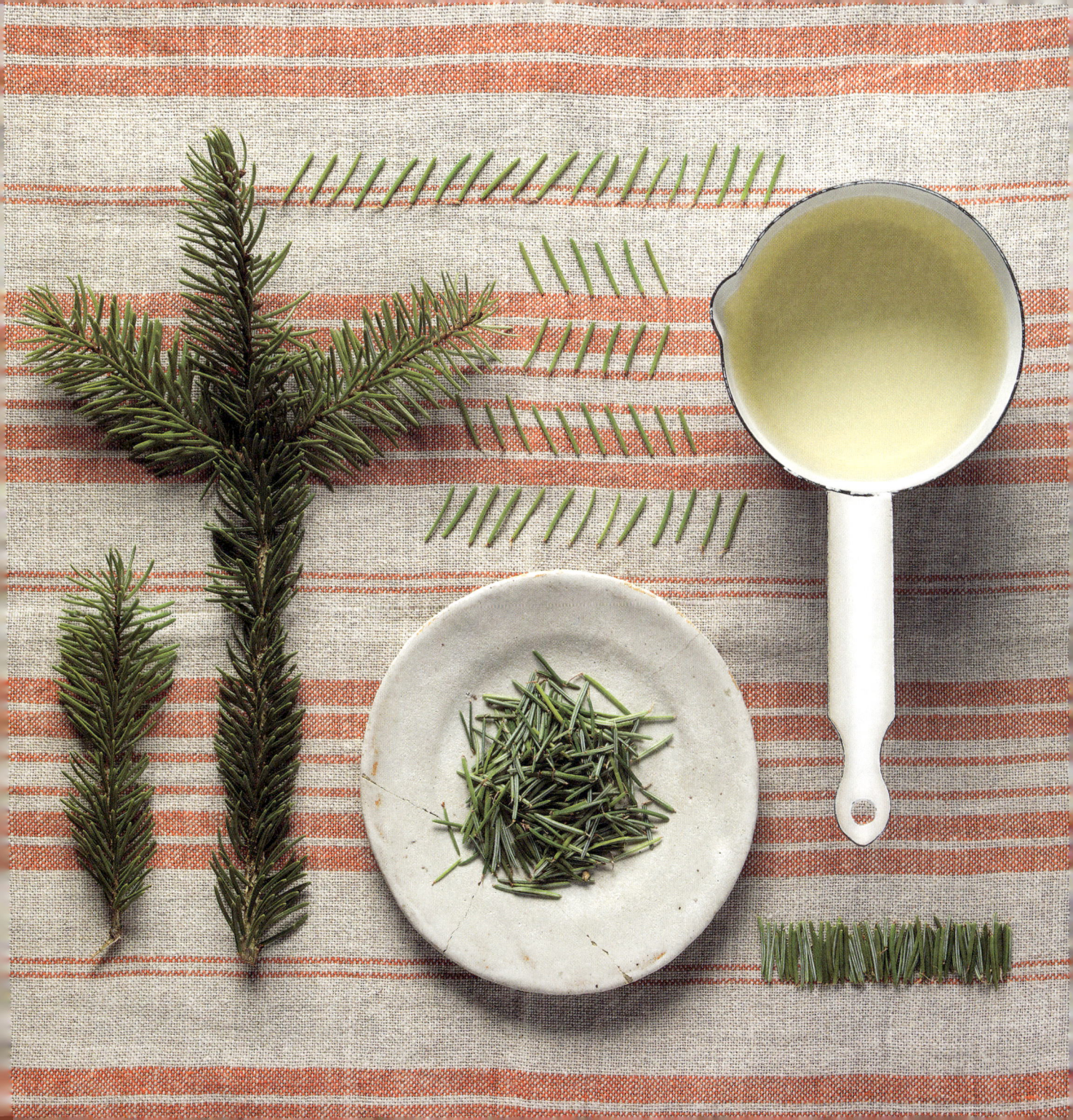

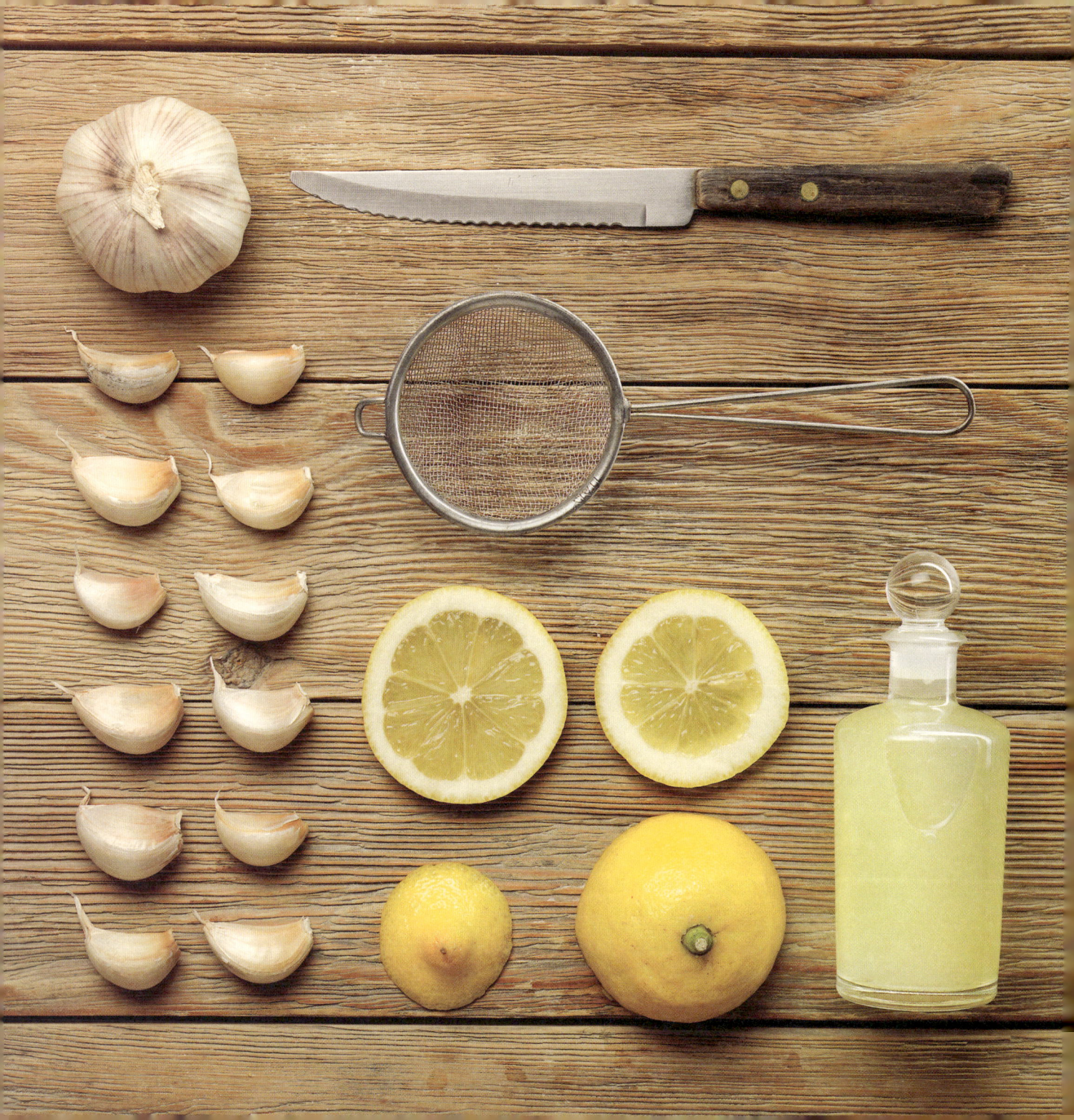

ZITRONEN-KNOBLAUCH-TRUNK

Gegen Halsweh und um das Immunsystem zu stärken

MAN NEHME

½ Bio-Zitrone

2 Knoblauchzehen

120 ml Wasser

Die Heilkraft des Knoblauchs ist beeindruckend. Sei mutig wie ein Österreicher und genieße dieses Mittel roh. Trink es in kleinen Schlückchen und freue Dich auf eine schnelle Genesung.

– KARIN

LOS GEHT'S

Die Zitrone gründlich waschen und schälen, dann in kleine Stücke schneiden.

Den Knoblauch schälen, anschließend hacken oder besser durch eine Knoblauchpresse drücken. Ein bis zwei Minuten stehen lassen.

Nun alle Zutaten vermischen und pürieren, bis die Mischung etwas schaumig wird.

Trink zweimal pro Tag ein bis zwei Stamperl.

Für ein optimales Ergebnis diese Mixtur trinken, wenn sie frisch ist, und nur kleine Mengen davon herstellen.

Wichtig: Solltest Du sicher wissen, dass Deine Zitronen nicht mit Pestiziden besprüht wurden, dann gib die Zitronenschale ebenfalls in den Mixer. Viele Nährstoffe befinden sich in der Schale.

WARUM ES FÜR UNS FUNKTIONIERT

Die antibakterielle Wirkung von Knoblauch wurde erstmals 1858 durch den weltbekannten Mikrobiologen Louis Pasteur nachgewiesen. Das Wundermittel hat antibiotische und antivirale Eigenschaften, ist reich an Antioxidantien und stärkt das Immunsystem.

Zitronen sind antibakteriell, antiseptisch und antiviral, reich an Vitamin C, Calcium, Kalium, Magnesium, Antioxidantien und Flavonoiden. Die Schale enthält Vitamin C, Calcium, Kalium und Flavonoide.

LAVENDELBAD

So baden wir bei Stress und
Verspannungen

Ich bin immer noch überrascht, wie einfach es ist,
diese entspannende Badeessenz selbst herzustellen. Am
leichtesten lassen sich die Lavendelblüten mit einer
großen Teetasse bemessen, weil sie praktisch nichts
wiegen und wir dabei nicht allzu genau sein müssen. Es
ist ein simples Zwei-zu-eins-Verhältnis, verwende also
für jede Tasse Blüten ganz einfach zwei Tassen Wasser.

– KARIN

MAN NEHME

1 große Teetasse getrocknete oder frische
Lavendelblüten

2 große Teetassen Wasser

LOS GEHT'S

Die Lavendelblüten in eine Kanne geben, während sich die
Badewanne füllt. Das Wasser aufsetzen, dann kochend über
die Lavendelblüten gießen und zehn Minuten zugedeckt
ziehen lassen.

Abseihen und dann die Lösung dem warmen Badewasser
beimischen. Nicht länger als fünfzehn Minuten in der
Wanne bleiben, dann unverzüglich ins Bett gehen und
ruhen.

WARUM ES FÜR UNS FUNKTIONIERT

Lavendel enthält viele ätherische Öle, unter anderem
solche, die entspannend und beruhigend wirken. Warmes
Wasser hilft der Haut, diese Öle aufzunehmen, sie können
aber ebenso durch Dampf inhaliert werden. Lavendel
hat außerdem entzündungshemmende und antiseptische
Eigenschaften, die dabei helfen, Wunden zu heilen.
Der botanische Name der Pflanze, Lavandula, kann vom
lateinischen Wort *lavare* abgeleitet werden, welches
»waschen« bedeutet.

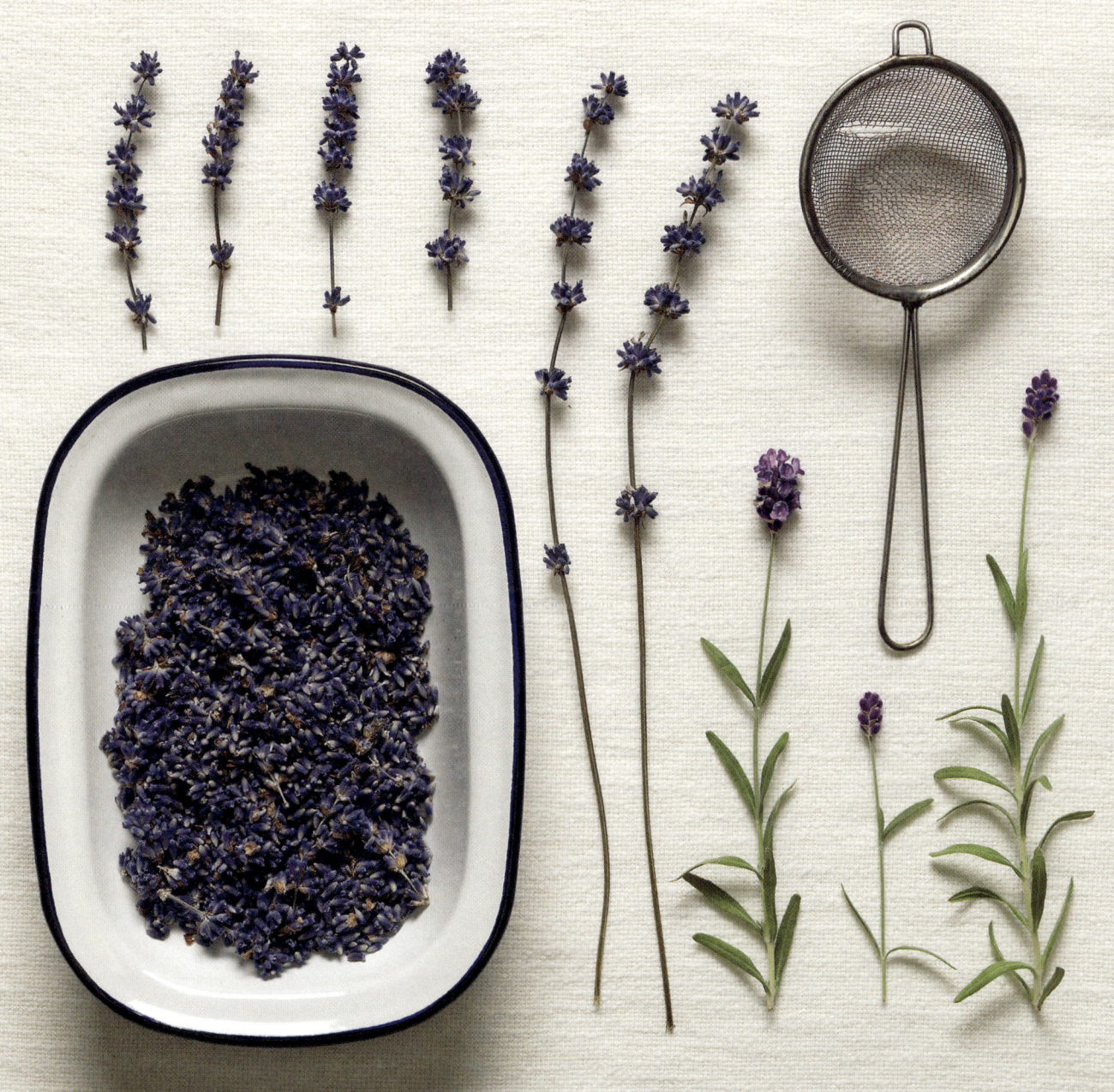

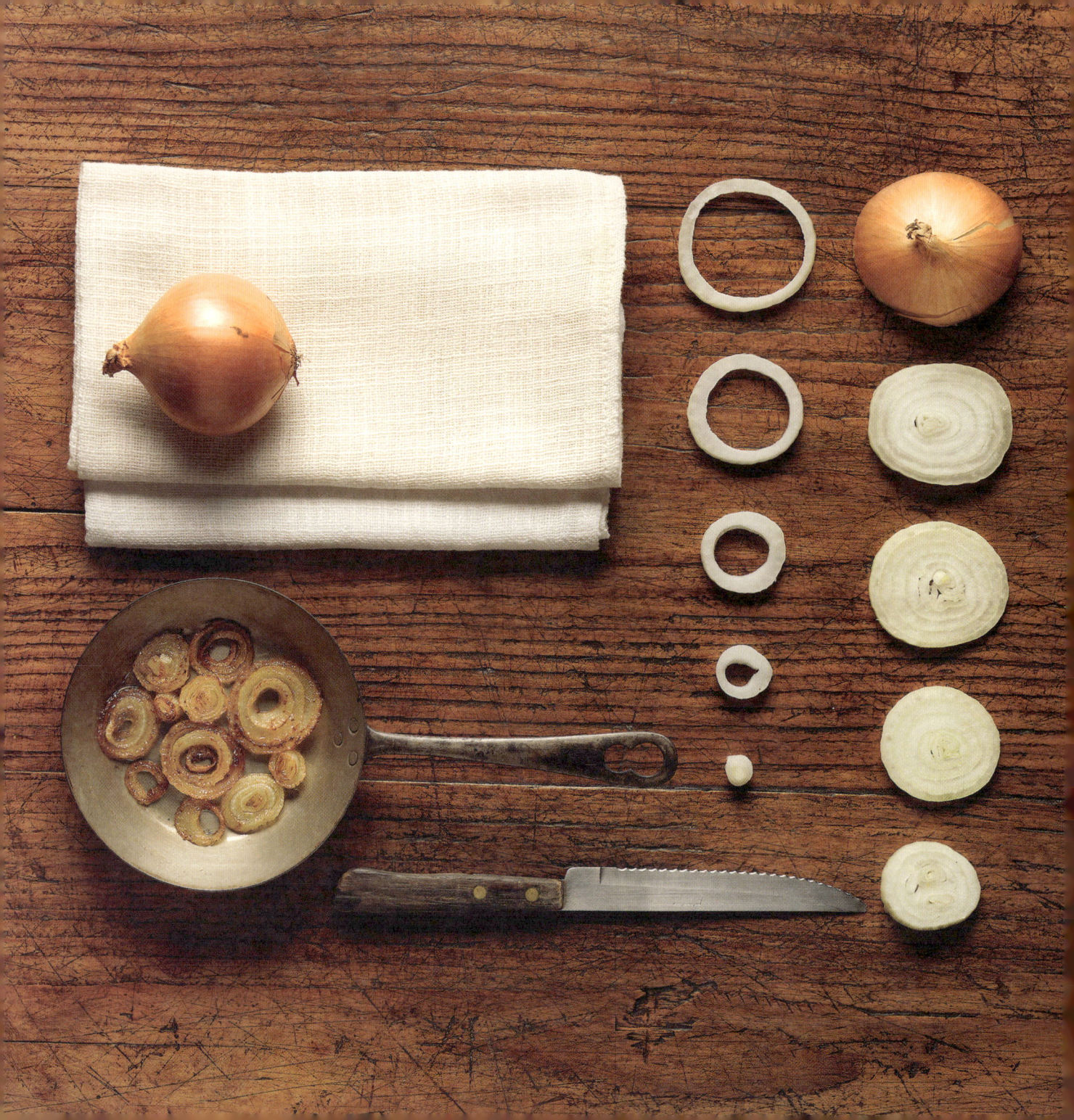

RÖSTZWIEBEL-WICKEL

Mamas Heilmittel gegen Erkältung, Bronchitis und Halsschmerzen

Dieses Rezept ist eines der Lieblingsrezepte meiner Mama, zumindest hatte ich als Kind diesen Eindruck. Beim ersten Anzeichen einer Erkältung verkündete sie, Zwiebeln seien die Lösung. Zugegeben, am Ende wirst Du nach Röstzwiebeln riechen, doch das ist auch die einzige Nebenwirkung. Meine Mama benutzte feinen Musselinstoff, um die Zwiebeln darin um meinen Oberkörper zu wickeln. So konnten die Säfte in meine Haut dringen, während die Zwiebeldämpfe meine Atemwege beruhigten.

– KARIN

MAN NEHME

etwas Kokosöl

1–2 Zwiebeln, fein geschnitten

1 Stück Stoff, etwa von der Größe eines Geschirrtuchs; vorzugsweise ein natürliches Gewebe wie Baumwollmusselin

1 Stück Stoff oder ein Handtuch, lang genug, dass es um den Patienten herumreicht; wiederum vorzugsweise ein natürliches Gewebe

LOS GEHT'S

Eine kleine Menge Kokosöl in einer Pfanne erhitzen und die Zwiebeln dazugeben. Schonend braten, bis sie weich und goldbraun sind.

Die warmen Zwiebeln aus der Pfanne nehmen und auf der oberen Hälfte des ersten Stücks Stoff verteilen. Die untere Hälfte über die Zwiebeln falten. Die Enden des Stoffs umklappen, um die Zwiebeln einzuschließen. Die Zwiebeln sollten nun leicht abgekühlt sein, sodass Du Dir die Packung sicher auf die Brust legen kannst.

Den zweiten Stoff um den Oberkörper wickeln, um die Zwiebeln an Ort und Stelle zu halten. Dadurch wird jegliches eventuell austretende Öl aufgesaugt. Binde ein längeres Handtuch um Deinen Brustkorb, um alles zu fixieren.

WARUM ES FÜR UNS FUNKTIONIERT

Zwiebeln sind antibakteriell, entzündungshemmend und desinfizierend. Sie sind außerdem reich an den Vitaminen A, B1, C und E, allesamt wirksame Antioxidantien.

WINTER-RETTICH-HUSTENSAFT

Mamas Hustensaft

MAN NEHME

1 Winterrettich in rundlicher Form

braunen Kandiszucker

Dieses Rezept ist überhaupt nicht kompliziert, aber doch ein wenig anspruchsvoll. Es erfordert einige Geduld sowie etwas Geschick beim Schnitzen. Der Geschmack erinnert ein bisschen an herkömmlichen Hustensirup.

– KARIN

LOS GEHT'S

Einen Deckel vom Rettich abschneiden und den anderen Teil zu einem Drittel aushöhlen, dabei eine äußere Schicht von etwa einem Zentimeter Dicke belassen. Mit einem Spieß ein kleines Loch in die Unterseite des Rettichs stechen, sodass der Saft durchsickern kann. Den Rettich mit Kandiszucker füllen, mit dem Deckel verschließen und über einem Glas platzieren, um den Saft aufzufangen.

Geh sicher, dass in dem Glas genug Platz ist, um die Flüssigkeit aufzunehmen, da Du es über Nacht stehen lassen solltest. Während sich der Zucker auflöst, entzieht er dem Rettich den Saft, der dann in das Glas tropft.

Der so entstandene Hustensaft kann in einem zugedeckten Behälter für einige Tage im Kühlschrank aufbewahrt werden. Nimm dreimal am Tag einen Esslöffel.

WARUM ES FÜR UNS FUNKTIONIERT

Winterrettich strotzt vor heilsamen Mineralien und Vitaminen. Er hat antimikrobielle, antivirale und schleimlösende Eigenschaften und stärkt das Immunsystem.

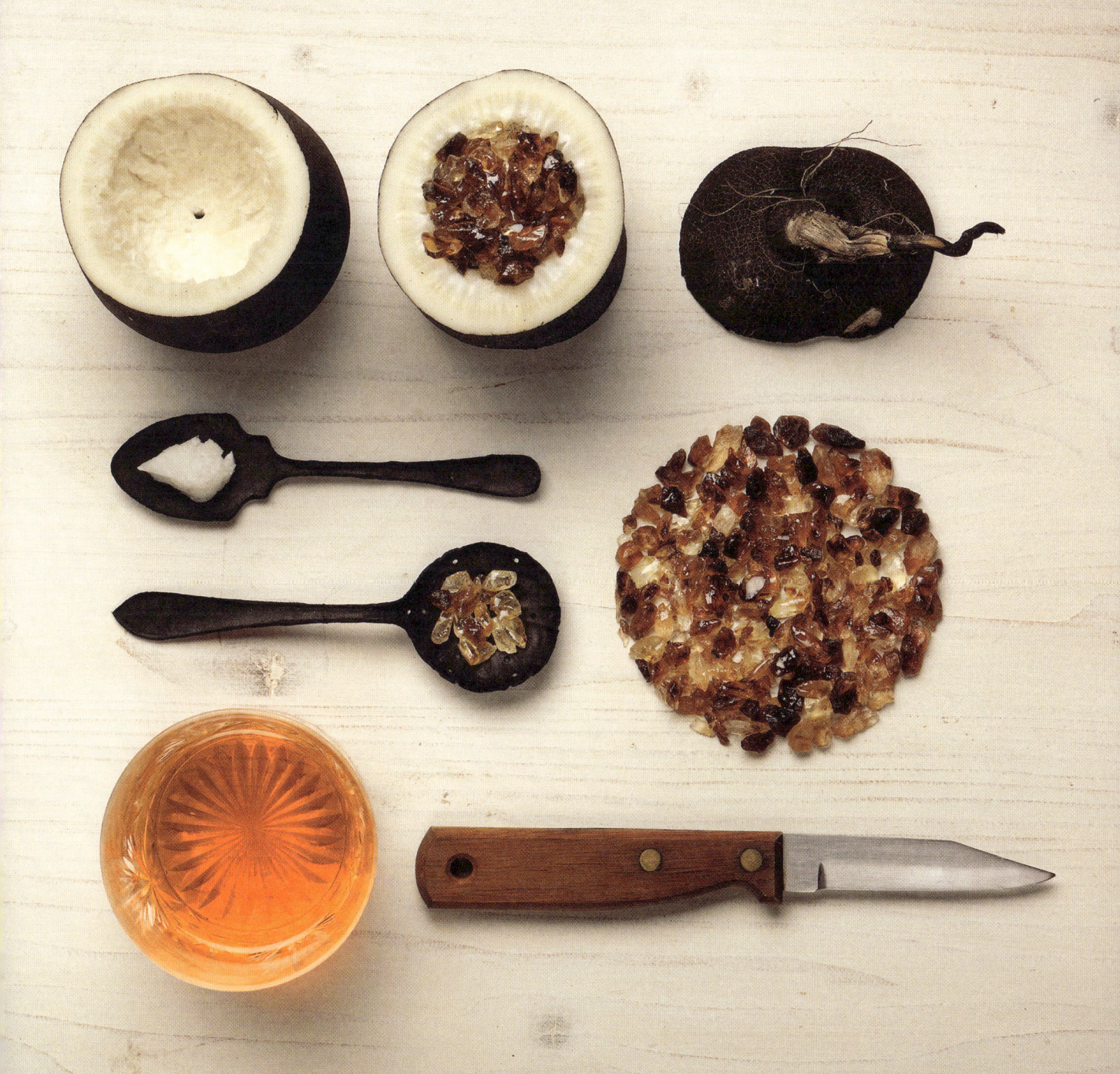

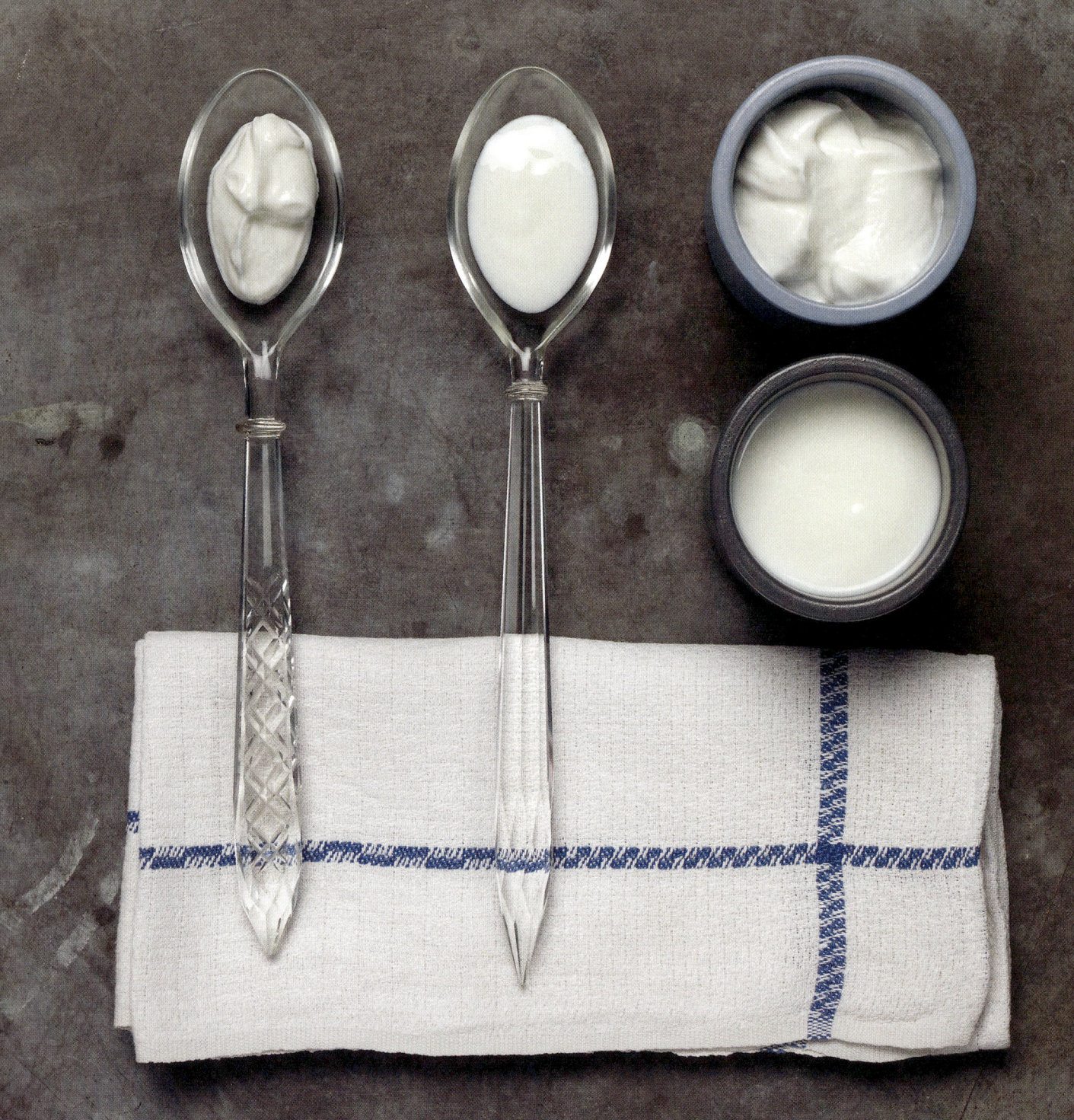

TOPFEN-PACKUNG

Mein Lieblingsmittel bei Sonnenbrand

Topfen ist nicht nur die österreichische Superwaffe gegen alle erdenklichen Krankheiten, sondern auch die Hauptzutat im köstlichen Topfenstrudel, der weniger bekannten Alternative zum berühmten Apfelstrudel. Für dieses Mittel musst du den Topfen allerdings erstmal am Mund vorbeilenken, um seine heilenden Kräfte auf die verbrannte Haut zu richten. Mit ihren kühlenden und schmerzlindernden Fähigkeiten ist es der guten alten Topfenpackung schon in vielen heißen österreichischen Sommern gelungen, Sonnenbrand zu behandeln.

Wichtig: Eine Topfenpackung sollte nicht auf offenen Wunden verwendet werden.

– NICI

MAN NEHME

250 g (1 Tasse) Topfen

200 ml (¾ Tasse) Buttermilch

Leinen- oder Baumwollstoff oder Geschirrtuch

LOS GEHT'S

Drei Teelöffel Topfen mit zwei Teelöffeln Buttermilch verrühren. Die Mischung auf einem Leinenstoff oder Geschirrtuch verteilen. Den Topfen-Mix direkt auf die verbrannte Haut auflegen und dort zwanzig bis dreißig Minuten einwirken lassen. Sobald Du bemerkst, dass der Topfen wärmer oder trocken wird, tausch die Packung durch eine neue aus.

WARUM ES FÜR UNS FUNKTIONIERT

Topfen sowie Buttermilch haben entzündungshemmende Eigenschaften und sind als heilend und kühlend bekannt.

SALBEITEE

Bei Halsschmerzen und Heiserkeit

MAN NEHME

250 ml (1 Tasse) Wasser

1 Teelöffel Salbeiblätter (3–4 Blätter)

Salbeiaufgüsse sind sehr effektiv bei der Behandlung von Mund-, Rachen- und Zahnfleischentzündungen. Solltest Du noch nie einen Salbeiaufguss probiert haben, wirst Du ihn lieben. Er beruhigt den Rachen und schmeckt einfach wunderbar.

– KARIN

LOS GEHT'S

Das Wasser in einem kleinen Topf zum Kochen bringen. Die Salbeiblätter in eine Tasse geben und mit dem Wasser übergießen. Zehn Minuten lang zugedeckt ziehen lassen, dann abgießen und trinken. Dieser Tee kann auch zweimal pro Tag zum Gurgeln verwendet werden.

WARUM ES FÜR UNS FUNKTIONIERT

Das Wort Salbei kann auf das lateinische Wort *salvare* zurückgeführt werden, welches »heilen« bedeutet. Die ätherischen Öle, die in Salbeiblättern enthalten sind, wirken entzündungshemmend, fungizid, virenhemmend und antibakteriell.

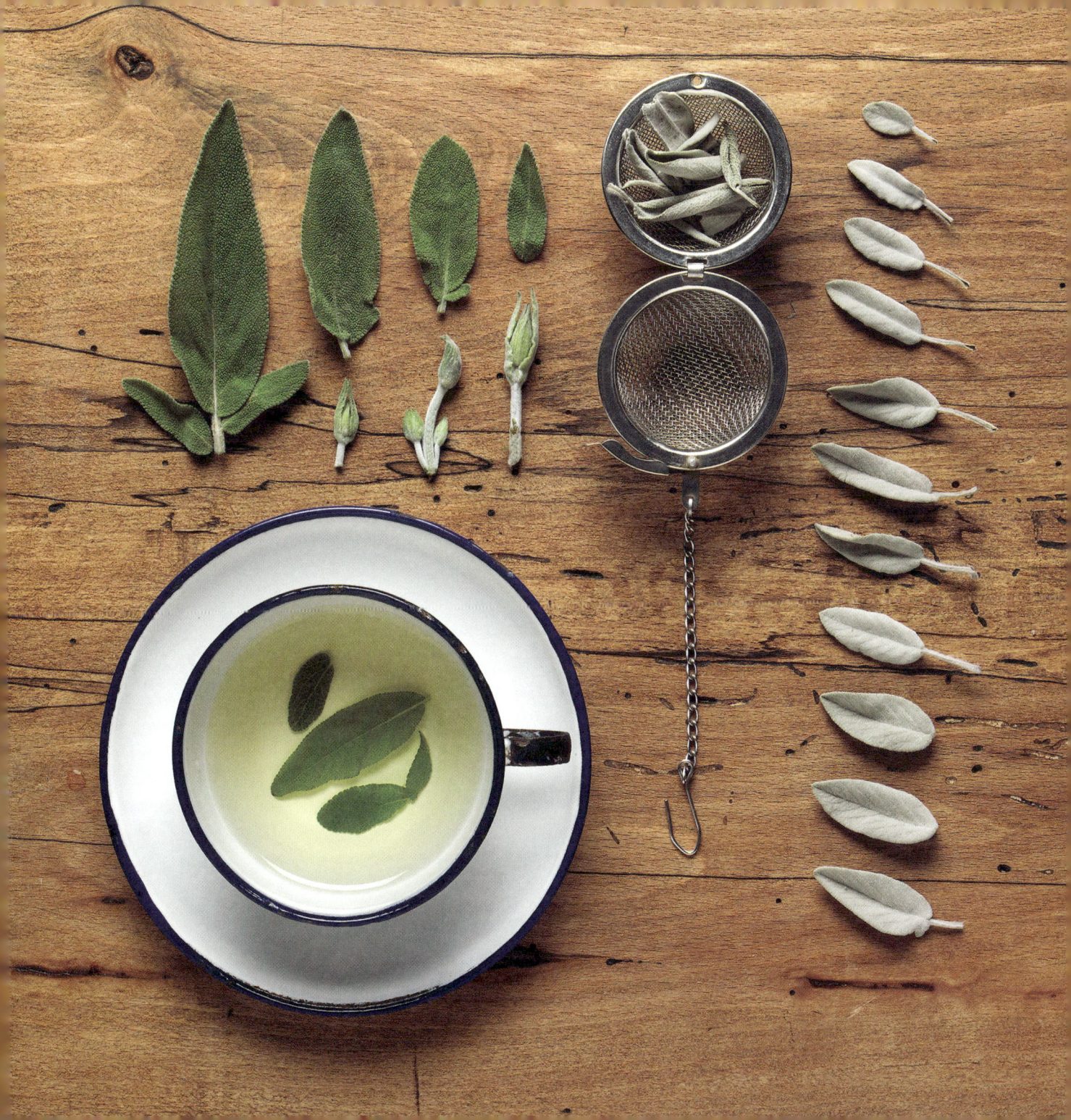

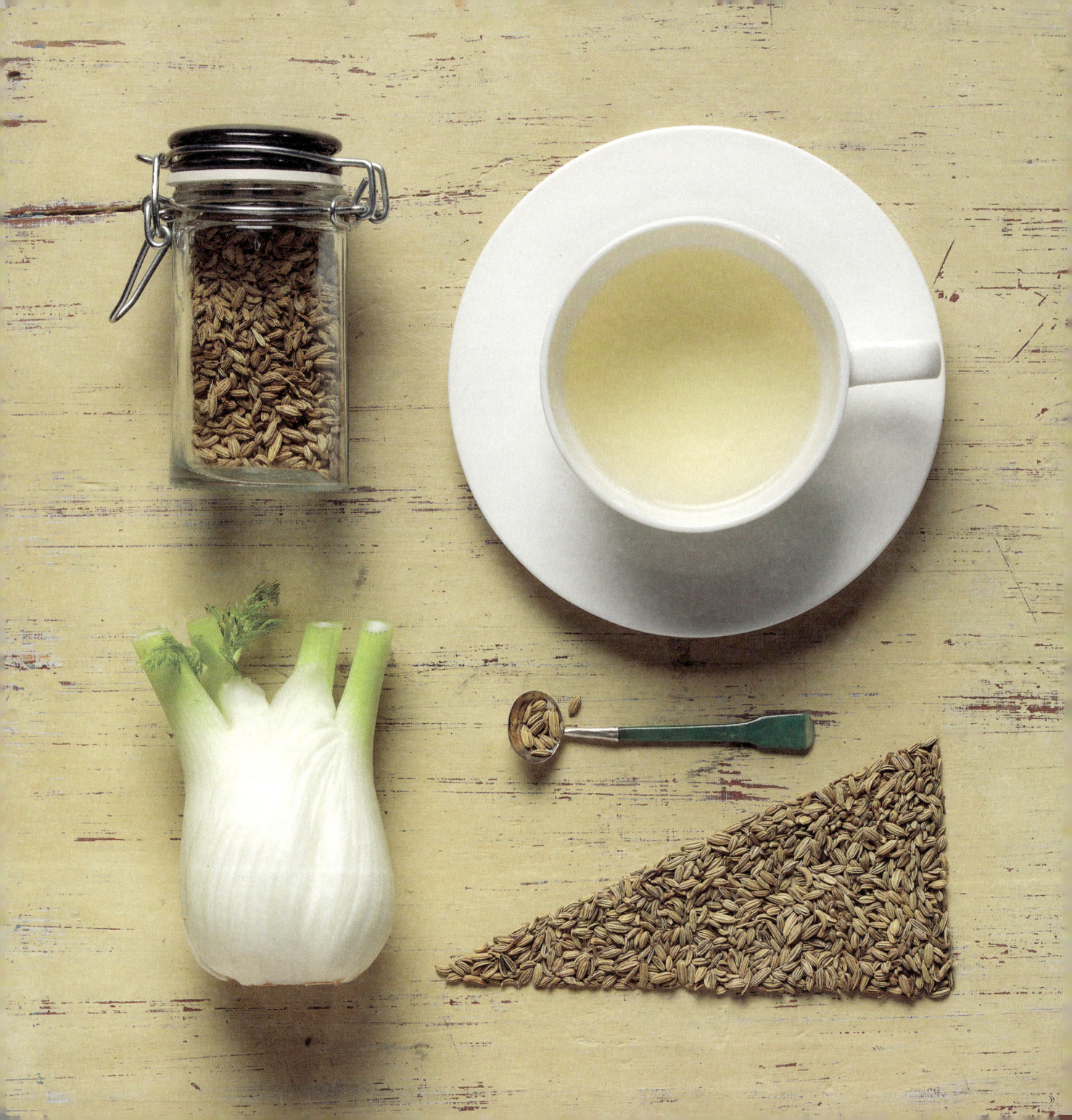

FENCHELTEE

Hilft bei Entzündungen im Mund- und Rachenraum

Dieser Tee ist sehr wohltuend bei Infektionen von Mund und Rachen. Ich trinke mehrere Tassen pro Tag, wenn ich mich krank fühle. Ein nützlicher Nebeneffekt ist, dass er gegen Blähungen hilft. Man kann für den Tee Fenchelsamen oder eine frische Fenchelknolle verwenden, aber die heilenden Wirkstoffe sind am stärksten in den Samen.

– KARIN

MAN NEHME

1 Teelöffel Fenchelsamen oder
¼ Fenchelknolle, gewürfelt

250 ml (1 Tasse) Wasser

LOS GEHT'S

Die Fenchelsamen in eine Tasse geben. Das Wasser zum Kochen bringen und über die Samen gießen, zehn Minuten zugedeckt ziehen lassen. In eine Tasse abgießen und trinken.

WARUM ES FÜR UNS FUNKTIONIERT

Fenchel ist reich an Vitamin C und enthält antibakterielle Essenzen, die Entzündungen hemmen. Er löst Schleim und hat krampflindernde und antiseptische Eigenschaften. Fenchel wirkt außerdem beruhigend auf Magen und Darm. Fencheltee ist in Österreich sehr beliebt und wird auch Babys mit Blähungen und Koliken verabreicht.

WEISSE
RETTICHSUPPE

Sich satt essen und dabei das Fieber
aushungern

MAN NEHME

4–5 Frühlingszwiebeln (Lauchzwiebeln),
fein geschnitten

15 g frischer Ingwer, fein geschnitten

1 weißer Rettich, fein geschnitten

1 l (4 Tassen) Wasser

Diese leckere Suppe hilft, um alle Erkältungssymptome
im Handumdrehen auszuschwitzen. Ist es nicht großartig,
wenn das Heilmittel auch gleichzeitig das Abendessen
ist?

– NICI

LOS GEHT'S

Frühlingszwiebeln, Ingwer und Rettich in einen Topf
legen. Das Wasser dazugeben und zum Kochen bringen.

Die Hitze etwas reduzieren und alles zehn Minuten
köcheln lassen beziehungsweise so lange, bis sich das
Wasser auf ein Drittel der Ausgangsmenge reduziert hat.

Schnapp Dir einen Löffel und genieß diese köstliche,
wohltuende Suppe zum Mittag- oder Abendessen oder wann
immer Du Dich danach fühlst.

WARUM ES FÜR UNS FUNKTIONIERT

Frühlingszwiebeln wirken antiseptisch und überdies
entzündungshemmend.

Ingwer hat antibiotische Eigenschaften und regt das
Immunsystem an.

Weißer Rettich fördert den Schweißfluss, ist
antibakteriell, fungizid und löst Schleim.

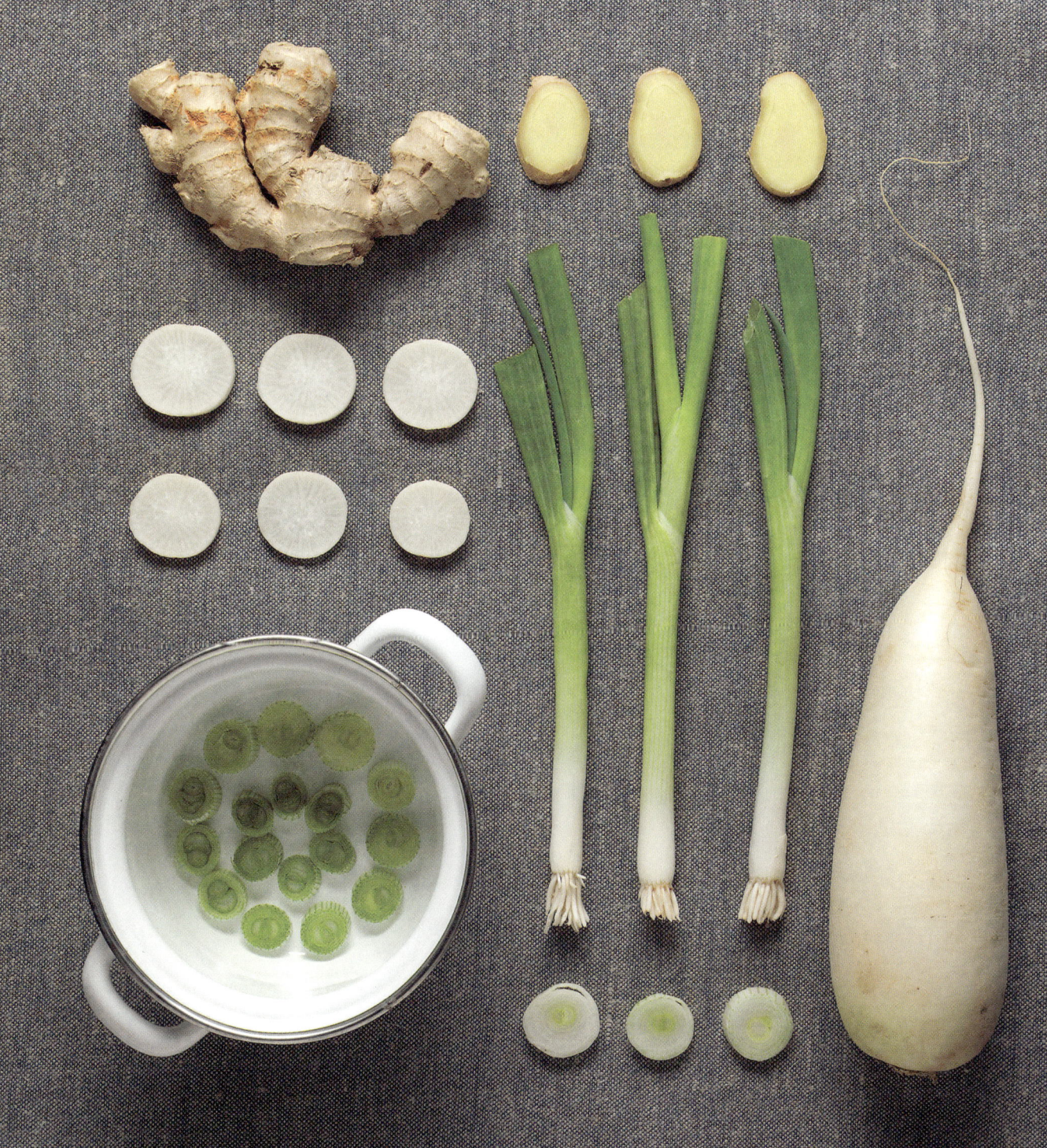

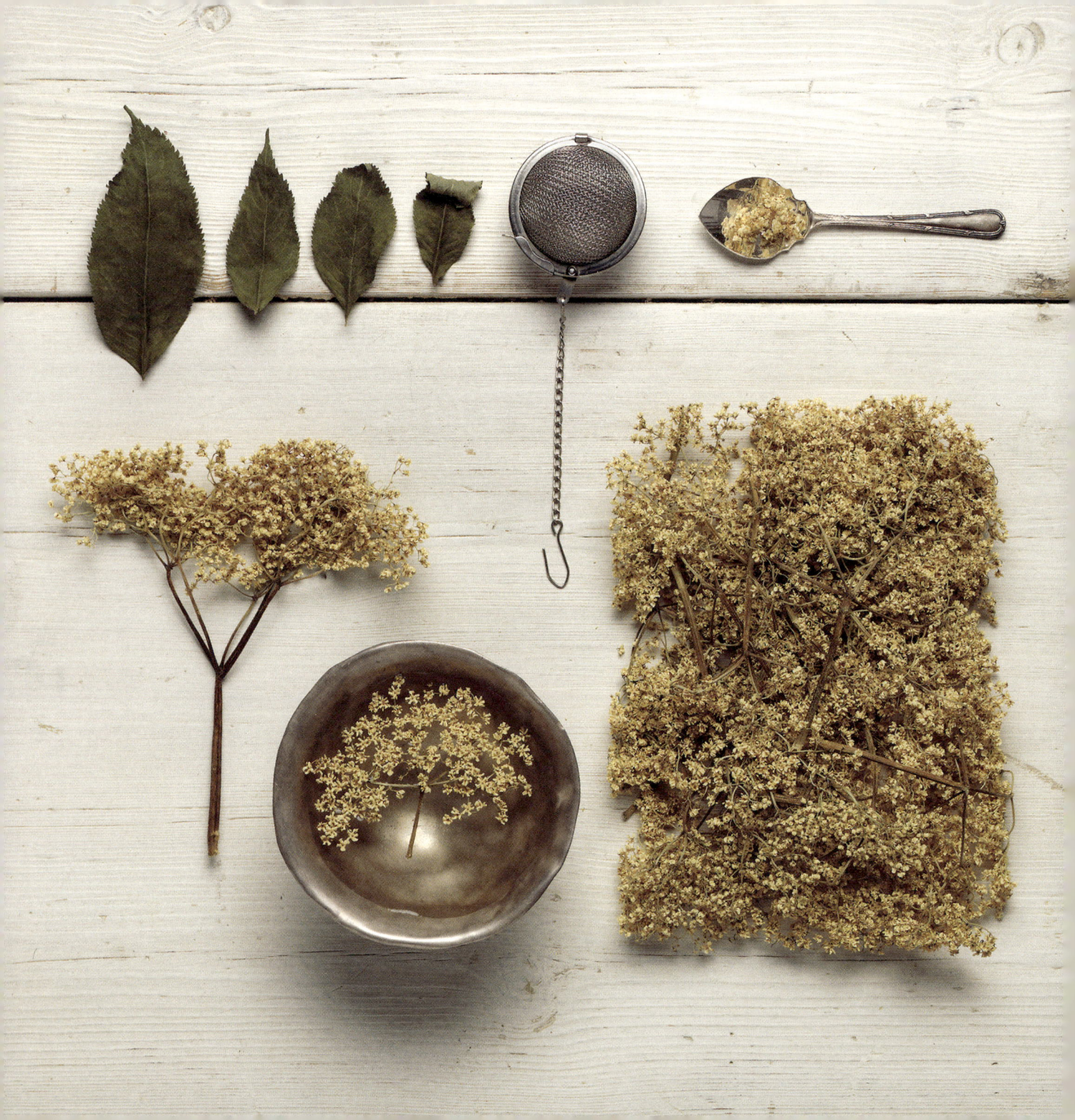

HOLUNDER-BLÜTENTEE

Trinken wir bei Husten und Sinusitis

Der Holunderstrauch blüht nur wenige Wochen im Jahr, zwischen Mai und Juli. Wohnt man nicht in der Nähe eines Strauches, verpasst man die Blütezeit ziemlich leicht. Mein Vater hat diese – auf dem Bild sichtbaren – Blüten für uns gesammelt und getrocknet. Holunderblüten kann man ganz leicht online bestellen oder im Reformhaus kaufen. Der Duft ist wirklich traumhaft. Essenzen aus Holunderblüten wurden schon im antiken Griechenland geschätzt. Volkssagen zufolge wehrt der Holunderstrauch böse Geister ab, wohingegen es Unglück bringt, wenn man den Busch abschneidet.

– KARIN

MAN NEHME

1 Esslöffel Holunderblüten

250 ml (1 Tasse) Wasser

LOS GEHT'S

Die Holunderblüten in eine Tasse geben und kochendes Wasser darübergießen.

Zehn Minuten zugedeckt ziehen lassen, dann in eine Tasse abgießen und direkt trinken.

Um eine Erkältung abzuwenden und sobald Du Krankheitssymptome bemerkst, trink bis zu dreimal am Tag eine Tasse dieses Tees. Dein Stoffwechsel und Immunsystem werden dadurch angekurbelt.

WARUM ES FÜR UNS FUNKTIONIERT

Ein Tee aus Holunderblüten regt den Körper zum Schwitzen an und senkt Fieber. Weiterhin löst er Schleim und wirkt beruhigend bei Erkältungen, Reizhusten und Bronchialkatarrh. Holunderblüten haben auch entzündungshemmende Eigenschaften.

KARTOFFEL-WICKEL

Verwende ich gegen Husten und Bronchitis

MAN NEHME

3 mittelgroße Kartoffeln, ungeschält

1 Geschirrtuch

Bei einem hartnäckigen Husten oder einer Bronchitis ist das Entscheidende, sich warm und behaglich zu halten. Nichts wird die Hitze, die Du jetzt dringend brauchst, besser liefern als eine unscheinbare Kartoffel. Ist sie frittiert, dient sie als Futter für die Seele, ist sie gekocht, liefert sie wunderbare Wärme.

– NICI

LOS GEHT'S

Die Kartoffeln kochen und zerdrücken. Zwei bis drei Minuten abkühlen lassen.

Jetzt kommen wir zum kniffeligen Teil: Nicht essen! Stattdessen das Geschirrtuch längs zu einem langen Streifen falten. Eine Lage auffalten und das Kartoffelpüree der Länge nach auf dem Tuch verteilen.

Das Tuch über dem Püree zusammenklappen und die Seiten zuschlagen, damit die Kartoffeln im Innern bleiben.

Diesen Umschlag wickelst Du Dir nun entweder um den Hals und befestigst ihn mit einem Schal oder legst ihn auf die freie Brust.

Wichtig: Geh sicher, dass der Wickel nicht zu heiß ist, damit Du Dich nicht verbrennst.

WARUM ES FÜR UNS FUNKTIONIERT

Kartoffelwickel helfen dabei, Schleim zu lösen, sind schmerzstillend und wärmend.

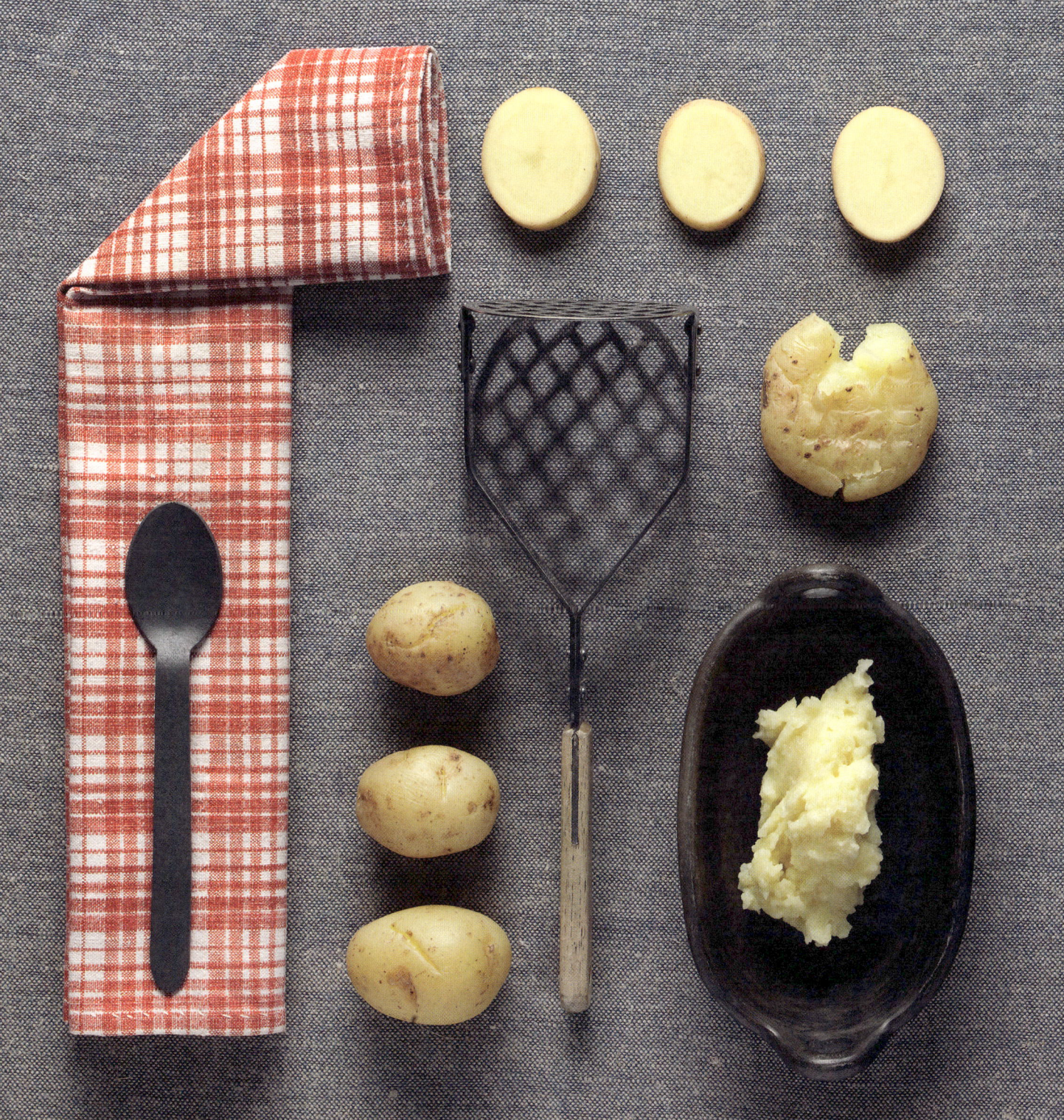

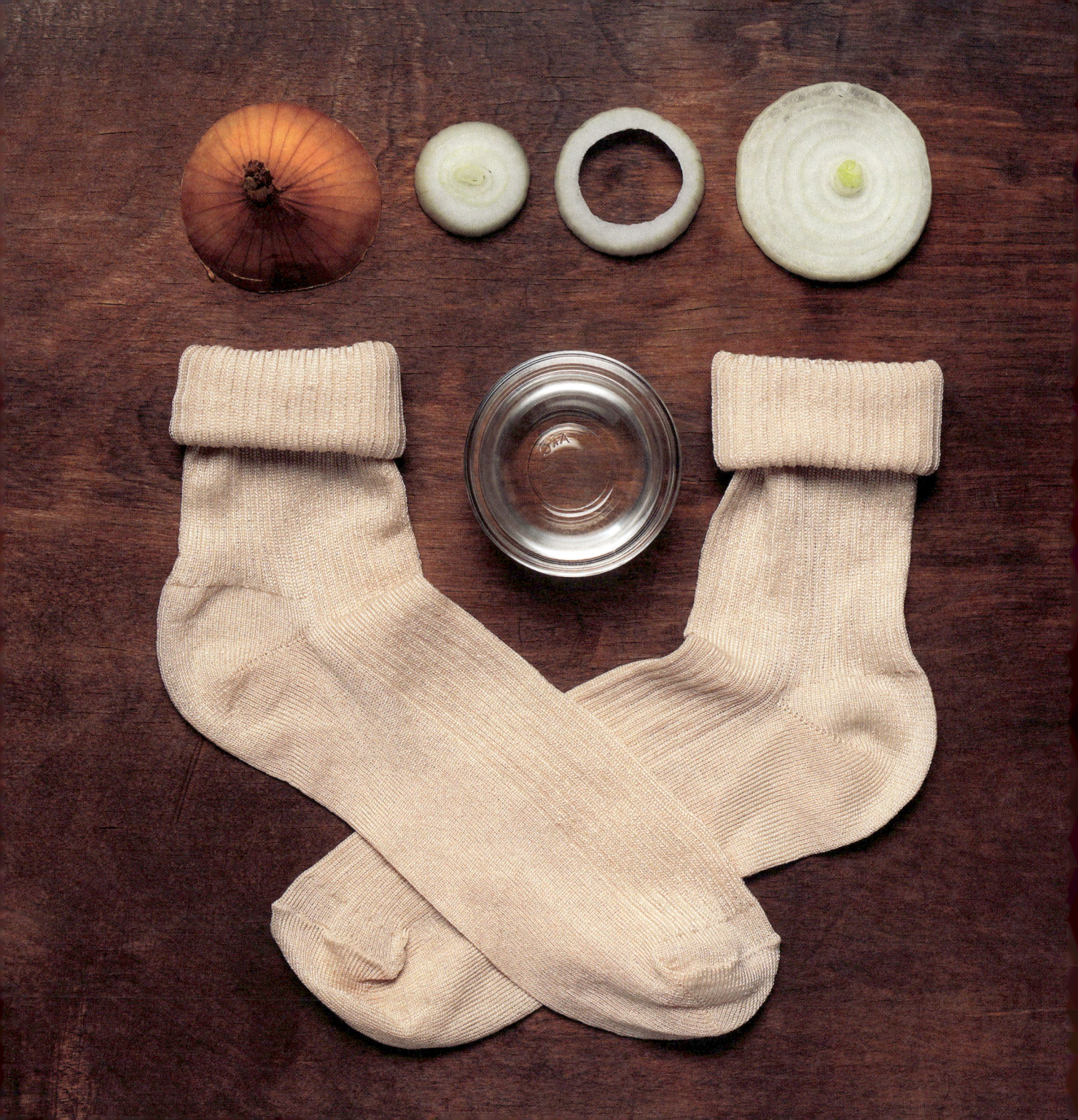

ZWIEBEL-SOCKEN

Mittel gegen Fieber und Erkältung

MAN NEHME

1 Zwiebel, in Scheiben geschnitten

Watte

Mullbinde

Sicherheitsnadeln

1 Paar schön warme Wollsocken

1 Wärmflasche (optional)

... eine helfende Hand!

Manchmal ist im Kampf gegen Fieber und Erkältung kein Mittel zu wunderlich!

- NICI

LOS GEHT'S

Wasser in einem Topf erhitzen, bis es kocht. Die Zwiebelscheiben in ein Sieb legen und vorsichtig über den Wasserdampf halten und dadurch erwärmen.

Für den folgenden Teil brauchst Du vielleicht etwas Hilfe: Leg die warmen Zwiebelscheiben auf Deine Fußsohlen und bedeck sie mit einer dünnen Schicht Watte.

Das Ganze mit Mullbinden und einer kleinen Sicherheitsnadel fixieren. Damit ist der heikle Part erledigt! Zieh Dir jetzt die Wollsocken an und geh ein bisschen herum, damit die ätherischen Öle durch die Haut aufgenommen werden können.

Wenn das Fieber nicht zu hoch ist, kannst Du auch ein kleines Tanzmanöver riskieren – solange Du Dich direkt danach hinlegst! Um die Zwiebeln warmzuhalten, leg am besten eine lauwarme Wärmflasche zu den Füßen.

WARUM ES FÜR UNS FUNKTIONIERT

Einmal durch die Haut aufgenommen, entwickeln die ätherischen Öle eine entzündungshemmende Wirkung. Zwiebeln haben antibakterielle sowie antiseptische Eigenschaften, außerdem kurbeln sie wunderbar das Immunsystem an.

THYMIAN-PFEFFER-MINZ-SPITZ-WEGERICH-TEE

Bei Bronchitis ausprobieren

Diese Kräutermischung habe ich immer bereit, falls eine Bronchitis im Anflug ist. Spitzwegerich ist für viele eine unbekannte Pflanze. Falls er nicht im eigenen Garten wächst, kann man ihn getrocknet in der Apotheke kaufen oder online bestellen.

– KARIN

MAN NEHME

1 Teelöffel Thymianblätter

3 Teelöffel Pfefferminzblätter (9–12 Blätter)

2 Teelöffel Spitzwegerichblätter (6–8 Blätter)

250 ml (1 Tasse) Wasser

Honig, nach Belieben (optional)

LOS GEHT'S

Die Thymian-, Pfefferminz- und Spitzwegerichblätter vermischen. Einen Teelöffel von diesem Kräutermix in eine Tasse geben.

Das Wasser kochen und über die Kräuter gießen. Zehn bis fünfzehn Minuten zugedeckt ziehen lassen, dann in ein sauberes Glas abgießen. Direkt vor dem Trinken mit Honig süßen, falls Du den Tee lieber süß trinkst.

WARUM ES FÜR UNS FUNKTIONIERT

Thymian hilft, Schleim zu lösen. Pfefferminze ist beruhigend, krampflösend und schmerzlindernd. Spitzwegerich hat antibiotische Eigenschaften.

Honig löst Schleim, ist antibakteriell und nährstoffreich.

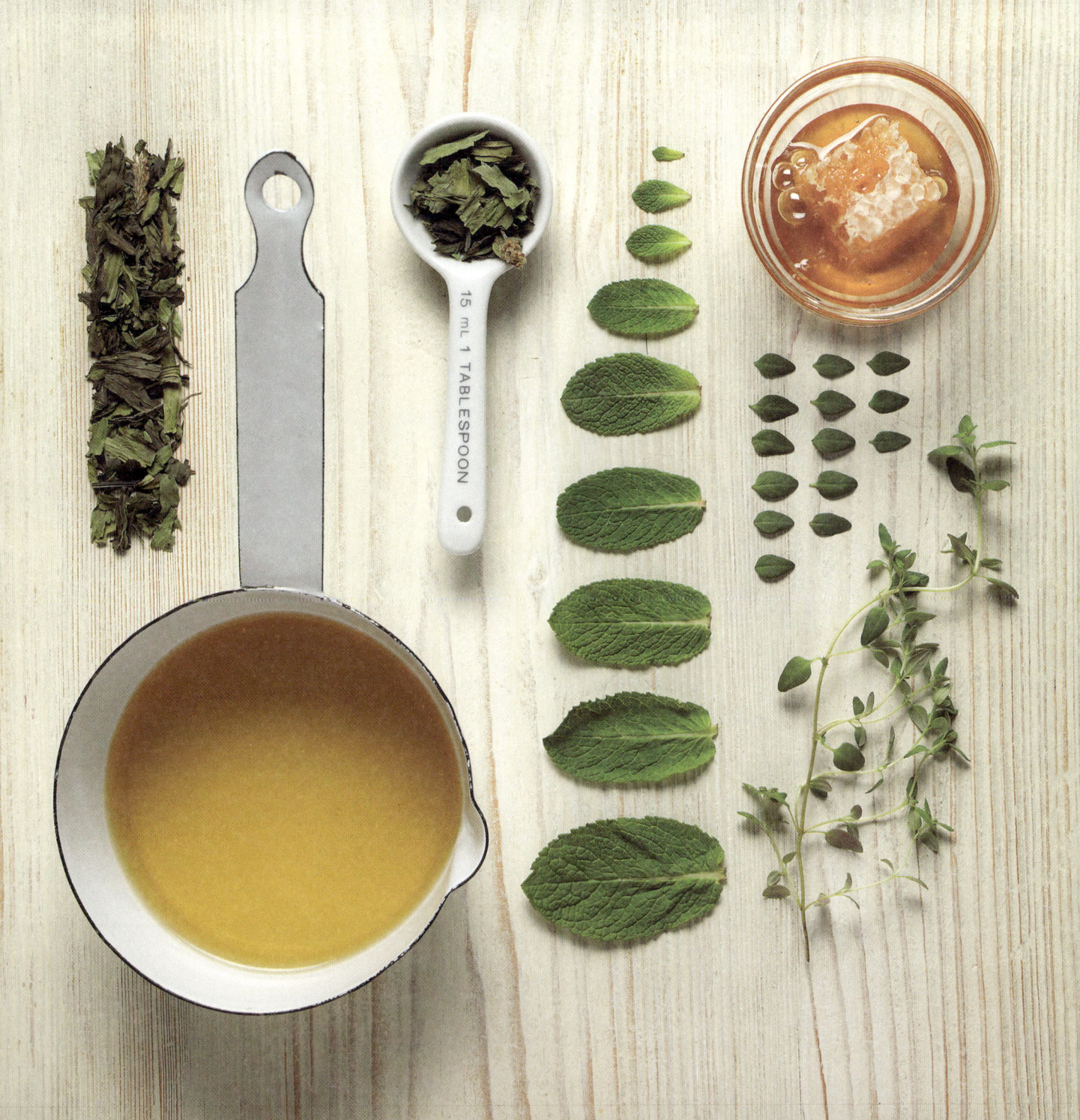

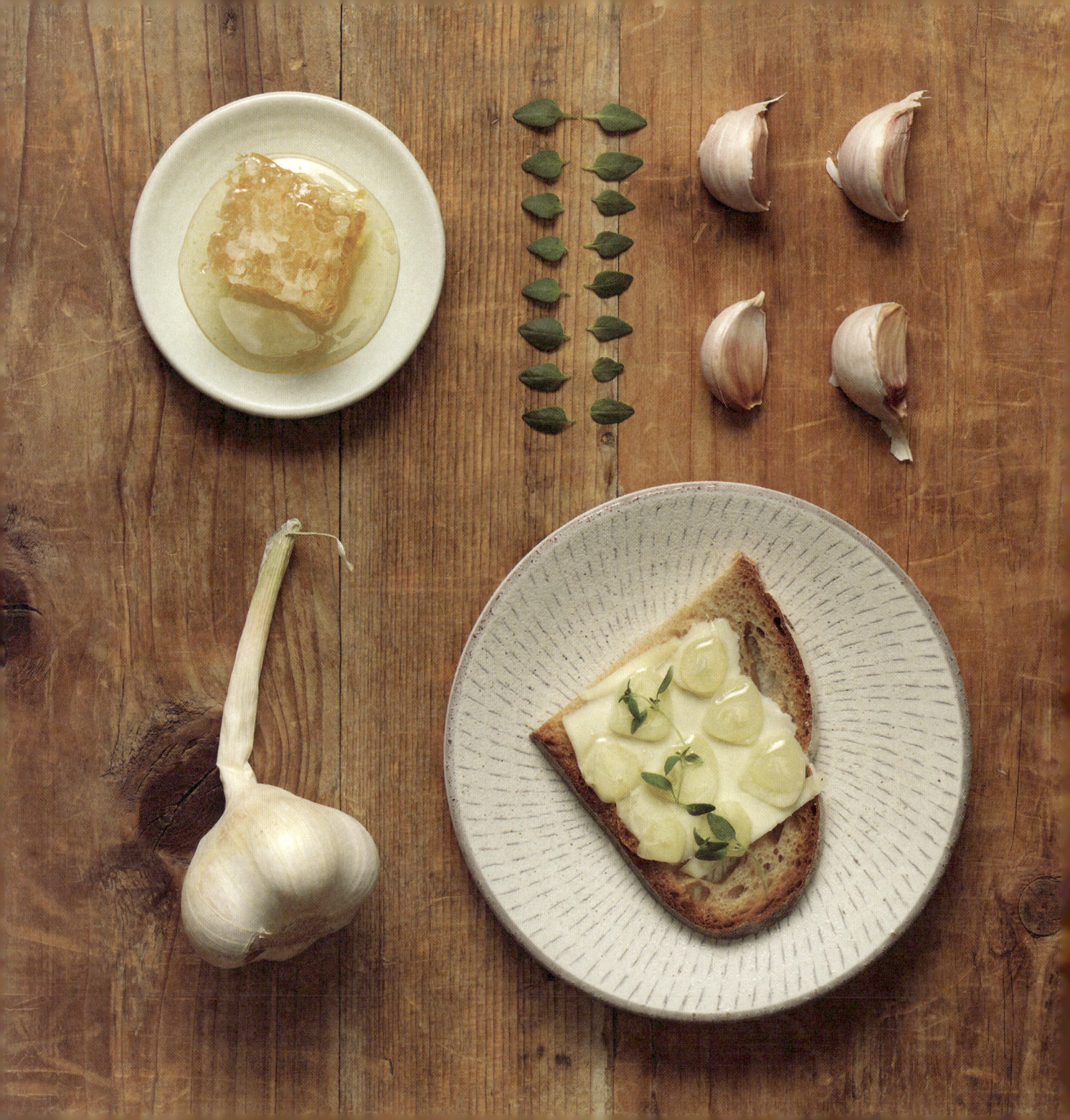

KNOBLAUCH-BROT MIT HONIG & THYMIAN

Mamas Rezept bei Erkältungen

MAN NEHME

Butter

1–2 Scheiben Brot

2–3 Knoblauchzehen, geschält und in dünne Scheiben geschnitten

Honig

Thymianblätter

Dieses Knoblauchbrot ist ganz einfach zubereitet und wirkt Wunder gegen Erkältungen. Lass Dich nicht von der ungewöhnlichen Kombination der Zutaten abschrecken. Roher Knoblauch schmeckt etwas scharf, aber mit Honig und Thymianblättern ist dieses schmackhafte Brot geradezu köstlich. Die wertvollen Inhaltsstoffe sind es wert, einen Tag lang nach Knoblauch zu riechen. Man kann auch getrockneten Thymian verwenden, wenn man keinen frischen auftreiben kann, doch Thymian ist eine der Pflanzen, die eigentlich jeder am Fensterbrett züchten sollte.

– KARIN

LOS GEHT'S

Ein wenig Butter auf eine Scheibe Brot streichen, die Knoblauchscheiben gepresst oder geschnitten darauf verteilen, mit etwas Honig beträufeln und mit Thymianblättern bestreuen.

WARUM ES FÜR UNS FUNKTIONIERT

Knoblauch ist ein natürliches Antibiotikum, wirkt antiviral und stärkt das Immunsystem. Er ist seit Jahrhunderten hoch angesehen und wurde sogar als Grabbeigabe für die Pharaonen im alten Ägypten eingesetzt.

Honig ist sehr nährstoffreich und lässt sich als Heilmittel bis zu den Griechen der Antike zurückverfolgen. Honig wird zur Heilung von Wunden genützt. Er stärkt das Immunsystem, verhindert Bakterienwachstum und senkt Fieber. Er ist antimikrobiell und voll mit Antioxidantien.

Thymian wirkt antibakteriell, fungizid und antiviral. Auch er unterstützt das Immunsystem, stärkt das Verdauungssystem und kurbelt den Blutkreislauf an.

FARN-FRANZ-BRANNTWEIN

Damit behandeln wir Rückenschmerzen, Rheuma und Kopfweh

MAN NEHME

1 Handvoll Farnwurzeln

1 Einweckglas

1/3 l Weingeist

2/3 l Wasser

1 dunkle Glasflasche

Der Legende nach birgt die mysteriöse Wurmfarnpflanze das Geheimnis der Unsichtbarkeit. Hier werden wir also in wenigen, einfachen Schritten erklären, wie man unsichtbar wird. Doch zuerst – ein Rezept, wie der Farn Schmerzen und Rheuma verschwinden lässt.

– NICI

LOS GEHT'S

Zunächst alle Erde von den Farnwurzeln waschen. Die Wurzeln putzen, dann in kleine Stücke schneiden.

Das Einweckglas mit Alkohol und Wasser füllen, gut schütteln und die klein geschnittene Farnwurzel dazugeben. Das Gefäß gut verschließen und an einem kühlen, dunklen Ort lagern. Nach vier Wochen die Flüssigkeit in eine dunkle Glasflasche abgießen – das dunkle Glas schirmt das Licht ab und erlaubt es dem Liniment, länger wirkungsvoll zu bleiben.

Reib mit dem Liniment vorsichtig die Stellen ein, an denen Dich Rückenschmerzen, Rheuma, Arthritis oder Kopfschmerzen plagen, und die Schmerzen werden ... verschwinden.

WARUM ES FÜR UNS FUNKTIONIERT

Farne werden seit mittelalterlichen Zeiten weithin genutzt. Sie enthalten Gerbstoffe, die krampflindernd und entzündungshemmend wirken.

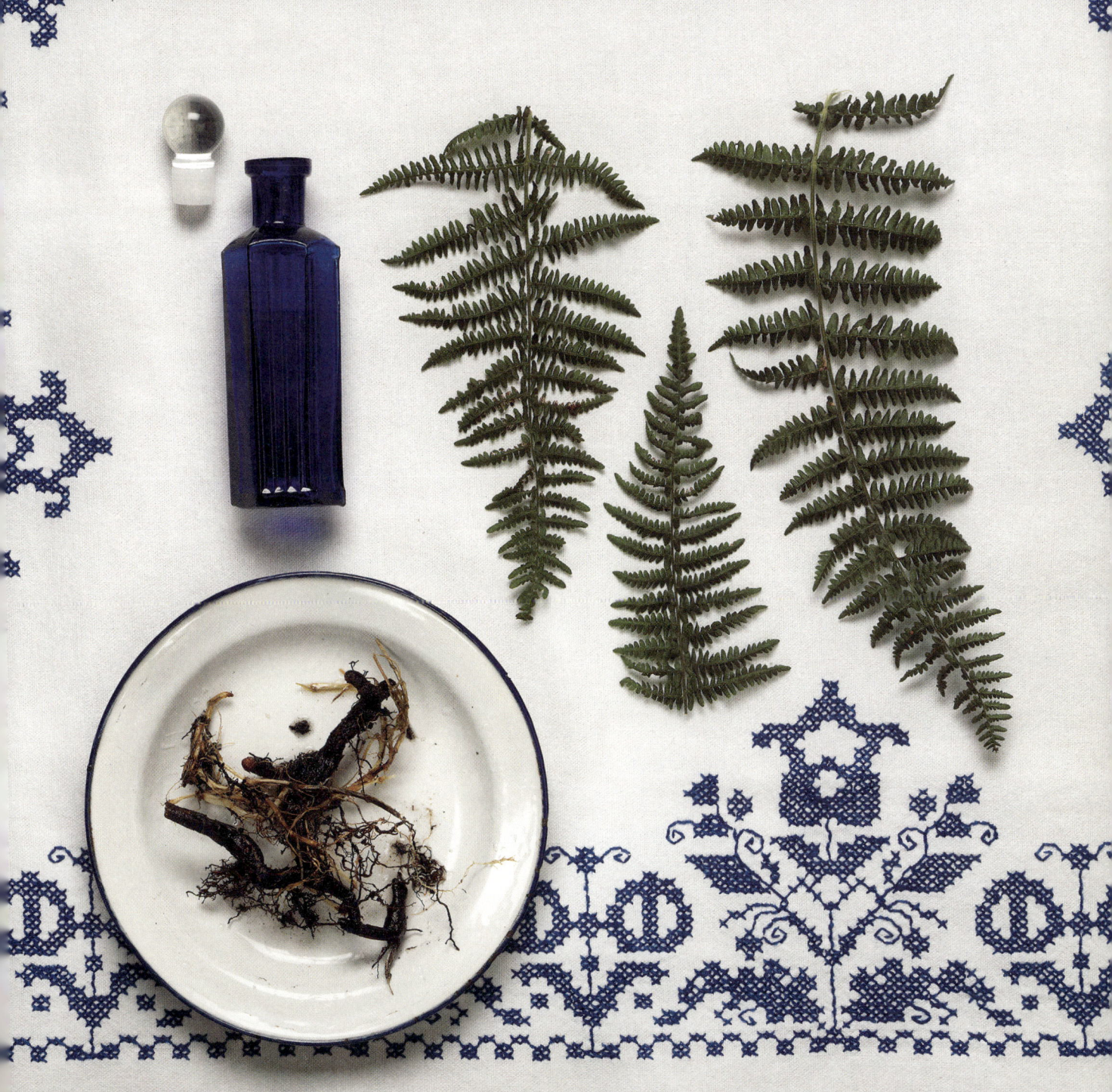

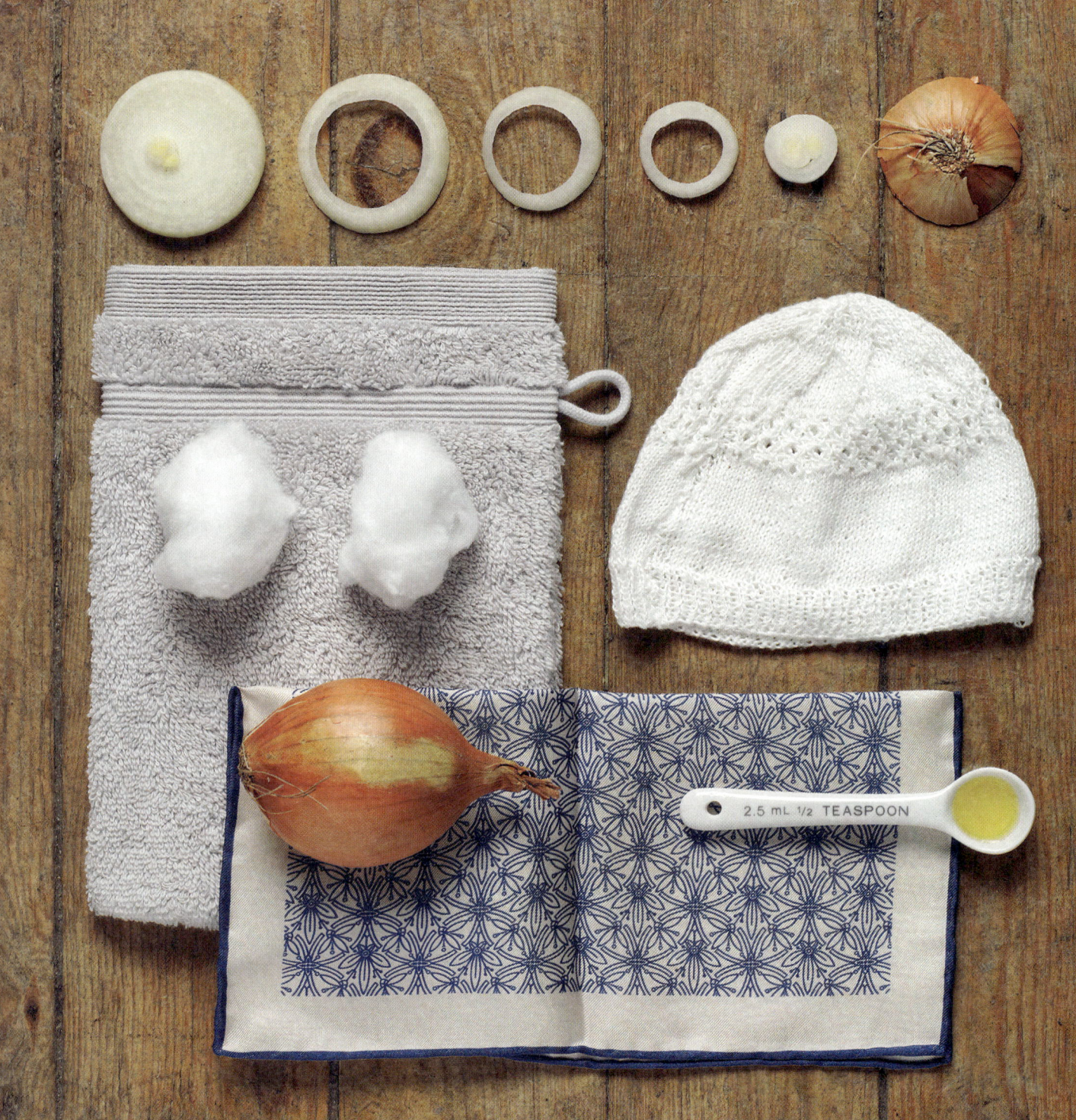

ZWIEBELMÜTZE

Gegen Ohrenentzündung

MAN NEHME

1 Zwiebel

1 Baumwolltuch

2 Waschlappen

1 Wollmütze

Johanniskrautöl

Wolle

Wenn die Ohren wehtun, wirst Du wahrscheinlich eh schon eine Mütze aufhaben. Alles, was jetzt noch fehlt, sind ein paar Zwiebeln, um den Schmerz wirklich loszuwerden. Klingt komisch? Vielleicht – doch dies ist eine unserer Geheimwaffen, also probier es aus!

– NICI

LOS GEHT'S

Die Zwiebeln fein schneiden oder würfeln. Die Zwiebelstücke auf zwei Tücher legen und diese zu festen kleinen Packerln falten.

Dann zwei Waschlappen in heißes Wasser tauchen und überschüssiges Wasser auswringen. Ein Zwiebelpackerl gegen das Ohr halten, mit einem Waschlappen bedecken und mit der Wollmütze fixieren. Schieb das zweite Packerl ebenso unter die Mütze. Mach es dir gemütlich und entspann dich zwanzig Minuten lang. Während man sich wahrscheinlich etwas dumm dabei vorkommt, kann man gleichzeitig extrem zufrieden mit sich sein, weil man weiß, dass die berühmte Zwiebelmütze ihren Zweck erfüllen wird.

Entferne die Kompresse und träufel zwei Tropfen Johanniskrautöl in dein Ohr. Abschließend kommt noch ein kleiner Wattebausch ins Ohr – fertig!

Wiederhol dieses Ritual an den folgenden zwei bis drei Tagen. Und auch, wenn niemand mehr genau weiß warum: Selbst wenn nur ein Ohr schmerzt, muss man die Behandlung an beiden Seiten anwenden. Immer!

WARUM ES FÜR UNS FUNKTIONIERT

Geschnittene Zwiebeln setzen antibakterielle sowie desinfizierende Substanzen frei.

Johanniskrautöl ist antientzündlich, antibakteriell, beruhigend und schmerzlindernd.

KASTANIEN-
BADEESSENZ

Gegen Rheuma und Gicht

In unserer Wahlheimat England dreht sich auf herbstlichen Spielplätzen alles um Kastanien an Schnüren (*Conkers* ist dort ein traditionelles Kinderspiel), doch in unserer Heimat Österreich sind Kastanien und Zahnstocher das traditionelle herbstliche Bastelzeug für Kinder ... Für Köpfe und Körper kleiner Figuren werden dabei die Kastanien verwendet, Hälse und Beine bilden die Zahnstocher – dem umfassenden Kastanien-Zoo Deiner Träume sind dabei keine Grenzen gesetzt! Das einzige Kastanien-Tier, das Du für dieses Rezept brauchst, ist eine Kastanien-Ente, die Deinen treuen Badebegleiter ersetzt.

– NICI

MAN NEHME

(für ein Vollbad)

1 halben Eimer reifer Rosskastanien, etwa 900 g

genug Wasser, um die Kastanien zu bedecken

LOS GEHT'S

Zunächst die stachelige Schale von den Kastanien ablösen.

Die Kastanien in kleine Stücke schneiden und in einem großen Topf über Nacht in Wasser einweichen, bis sie genau das sind: weich. Am nächsten Tag die Kastanien und das Wasser zum Kochen bringen. Von der Flamme nehmen und zehn Minuten ziehen lassen. Die Flüssigkeit in eine saubere Schale abseihen.

Die abgegossene Flüssigkeit dem Bad zugeben. Rühr etwas herum – dadurch sollte Schaum entstehen, wegen der Saponine. Mein Opa nahm dieses entspannende Bad während der Kastanien-Saison einmal in der Woche.

WARUM ES FÜR UNS FUNKTIONIERT

Kastanien wirken antibakteriell, antientzündlich, zusammenziehend und krampflösend. Ferner reinigen sie das Blut.

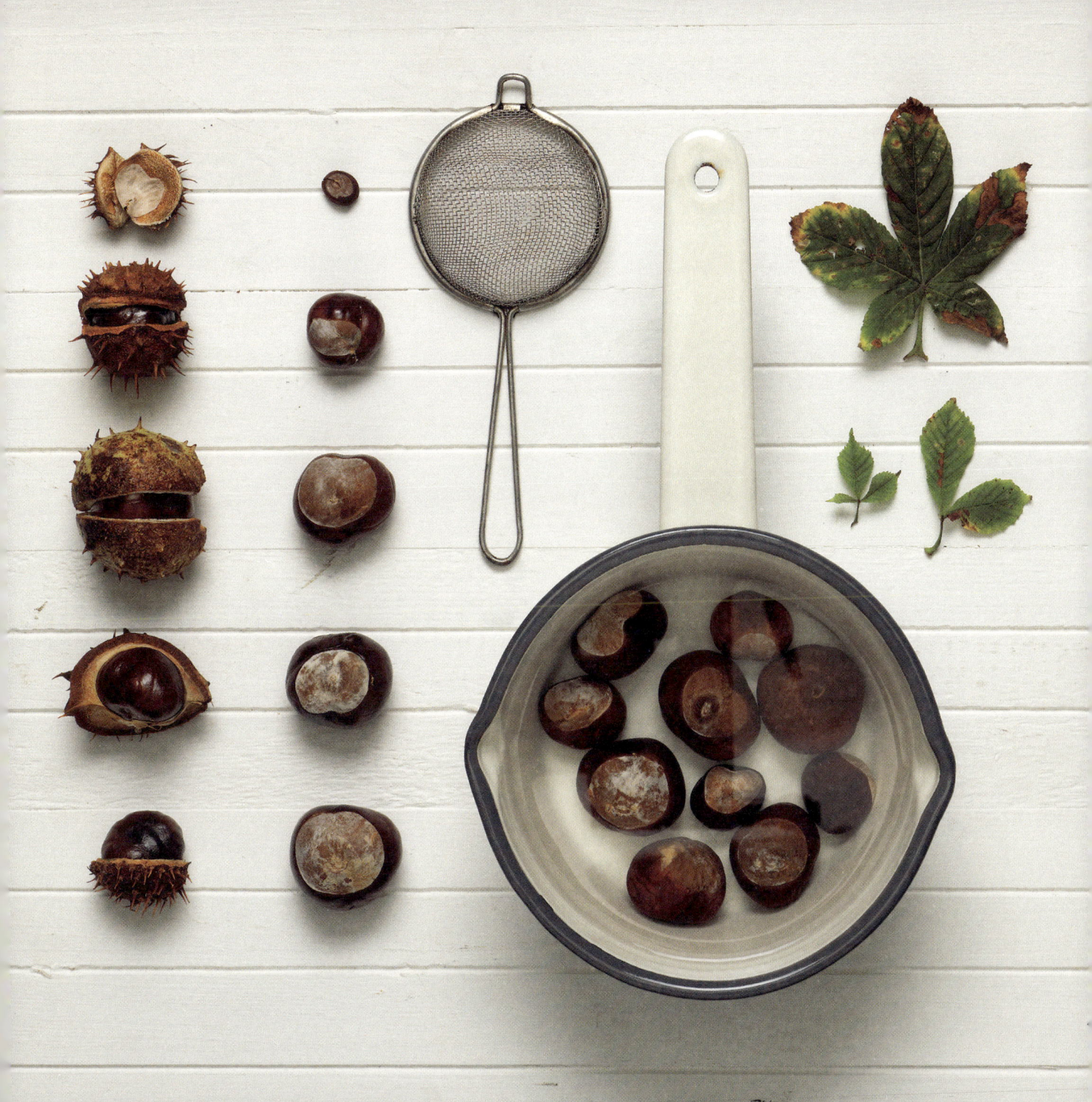

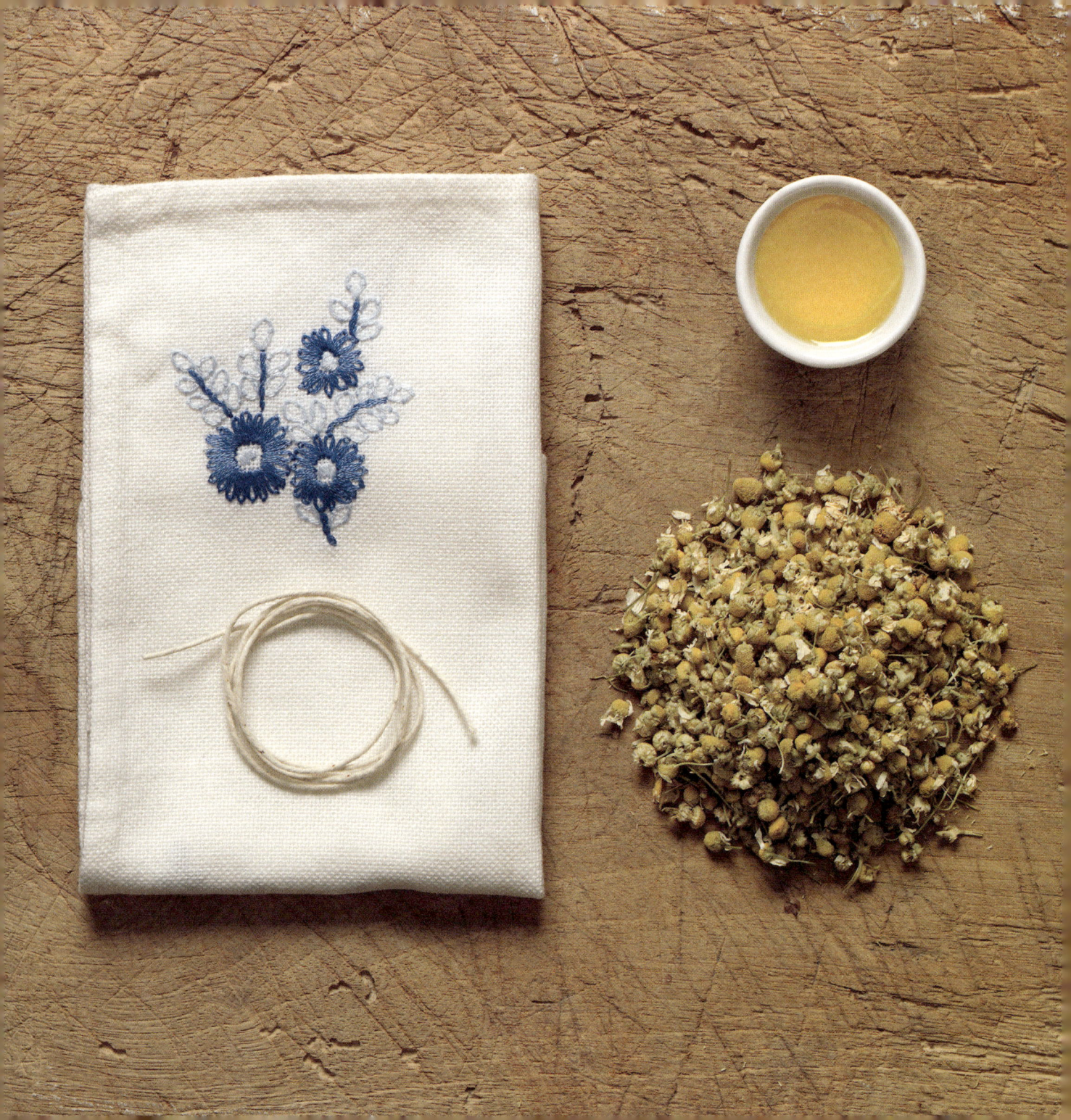

KAMILLEN-PACKUNG

Unser Mittel, um Nebenhöhlen zu befreien

MAN NEHME

1 Wärmflasche

Kamillenblüten

1 quadratisches Leinentuch

Schnur

1 Handtuch

Calendulaöl oder Johanniskrautöl

Dieses traditionelle Heilmittel ist ein bisschen wie ein Schichtkuchen - mit Dir selbst als Kuchenboden. Du musst nur ein paar heilende Schichten auflegen, und Deine entzündeten Nebenhöhlen werden sowohl beruhigt als auch befreit. Die beste Zeit dafür ist kurz vor dem Schlafengehen.

– NICI

LOS GEHT'S

Bereite eine Wärmflasche vor.

Eine Handvoll Kamillenblüten in die Mitte des Leinentuchs legen und zu einem kleinen Packerl zusammenfalten, dann mit der Schnur befestigen. Das Packerl kurz in etwas heißes Wasser tauchen und abtropfen lassen.

Leg Dich so bequem wie möglich hin und beginne mit der ersten Schicht: Leg das Kamillenpackerl auf Deine Nebenhöhlen. Als zweite Schicht kommt das Handtuch darüber. Als dritte Schicht legst Du die Wärmflasche auf das Handtuch, damit alle Schichten warm und dampfend feucht gehalten werden. Entspann Dich.

Nach fünfzehn Minuten alle Schichten entfernen und den Nebenhöhlenbereich vorsichtig entweder mit Calendula- oder Johanniskrautöl einreiben. Jetzt ab ins Bett!

WARUM ES FÜR UNS FUNKTIONIERT

Kamille ist entzündungshemmend und krampflösend. Sie hat auch leicht antibiotische Fähigkeiten.

Die Saponine im Calendulaöl lindern Schwellungen. Calendulaöl enthält außerdem Flavonoide, die entzündungshemmend wirken, und Carotinoide, die die Bildung von neuem Gewebe anregen.

Johanniskrautöl ist antientzündlich und berühmt für seine wundheilenden Eigenschaften.

ZWETSCHGEN-TEE

Schafft häufig Abhilfe bei
Verstopfung

MAN NEHME

1 Handvoll Zwetschgen (oder Pflaumen)

750 ml (3 Tassen) Wasser

Hmm ... es passiert also eine ungewöhnlich lange Zeit
nichts? Keine Sorge ... Zwetschgen sind ein natürlicher
Weg, die Dinge in Gang zu setzen!

– NICI

LOS GEHT'S

Die Zwetschgen über Nacht im Wasser einweichen. Am
nächsten Tag oder nach etwa zwölf Stunden den Saft in
eine Tasse abgießen und in kleinen Schlucken langsam
trinken. Die weichen Zwetschgen können in kleine Stücke
geschnitten und dem Saft beigemischt werden. Aufgrund
ihrer Ballaststoffe helfen diese ebenfalls bei der
Verdauung.

WARUM ES FÜR UNS FUNKTIONIERT

Zwetschgen sind nicht nur ein natürliches Abführmittel
und voll mit Vitaminen, sie sind überdies reich an
Antioxidantien und enthalten Fluoride, Eisen und Kalium.
Kalium reguliert den Blutdruck und hält den Blutzucker
stabil.

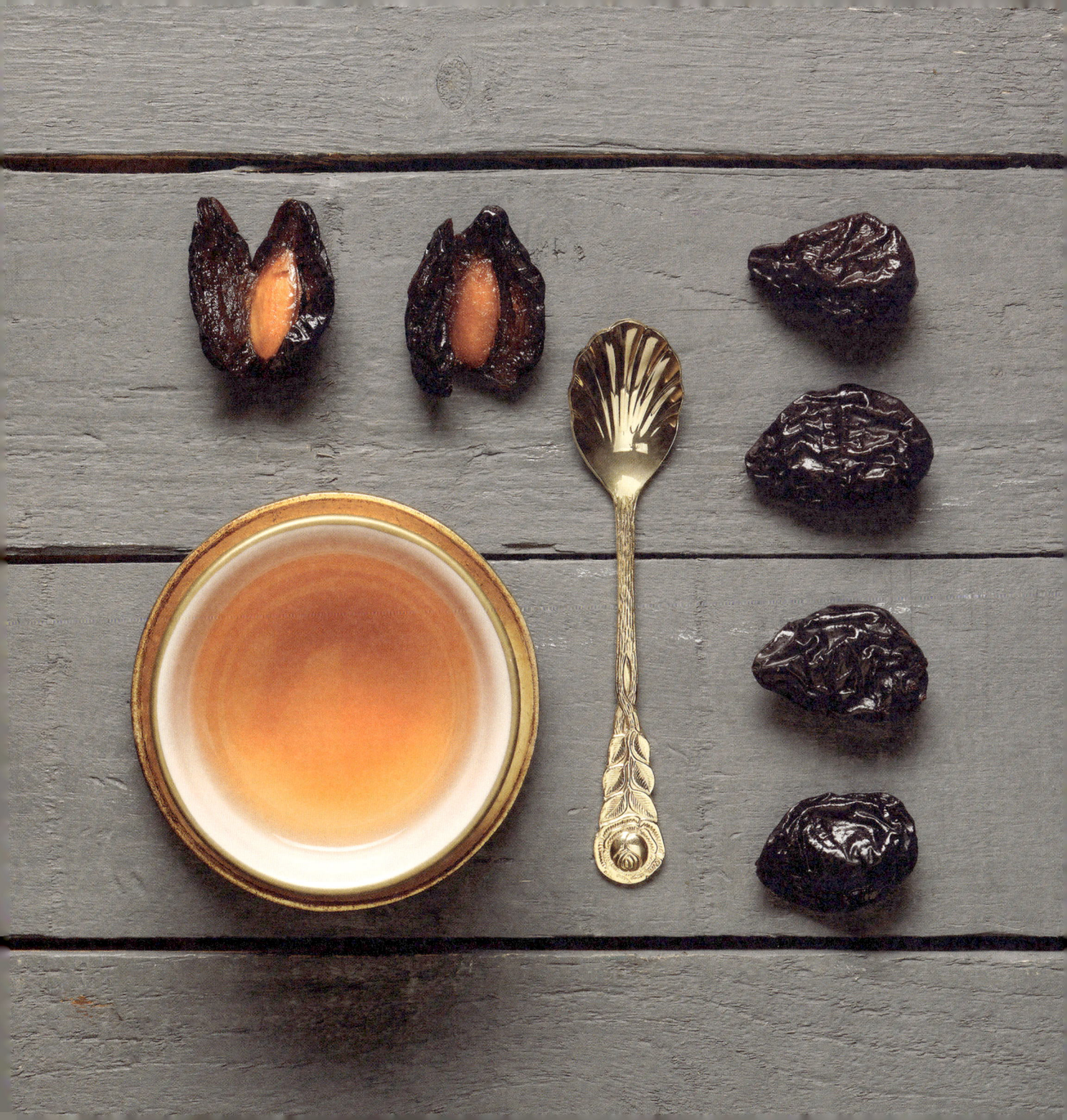

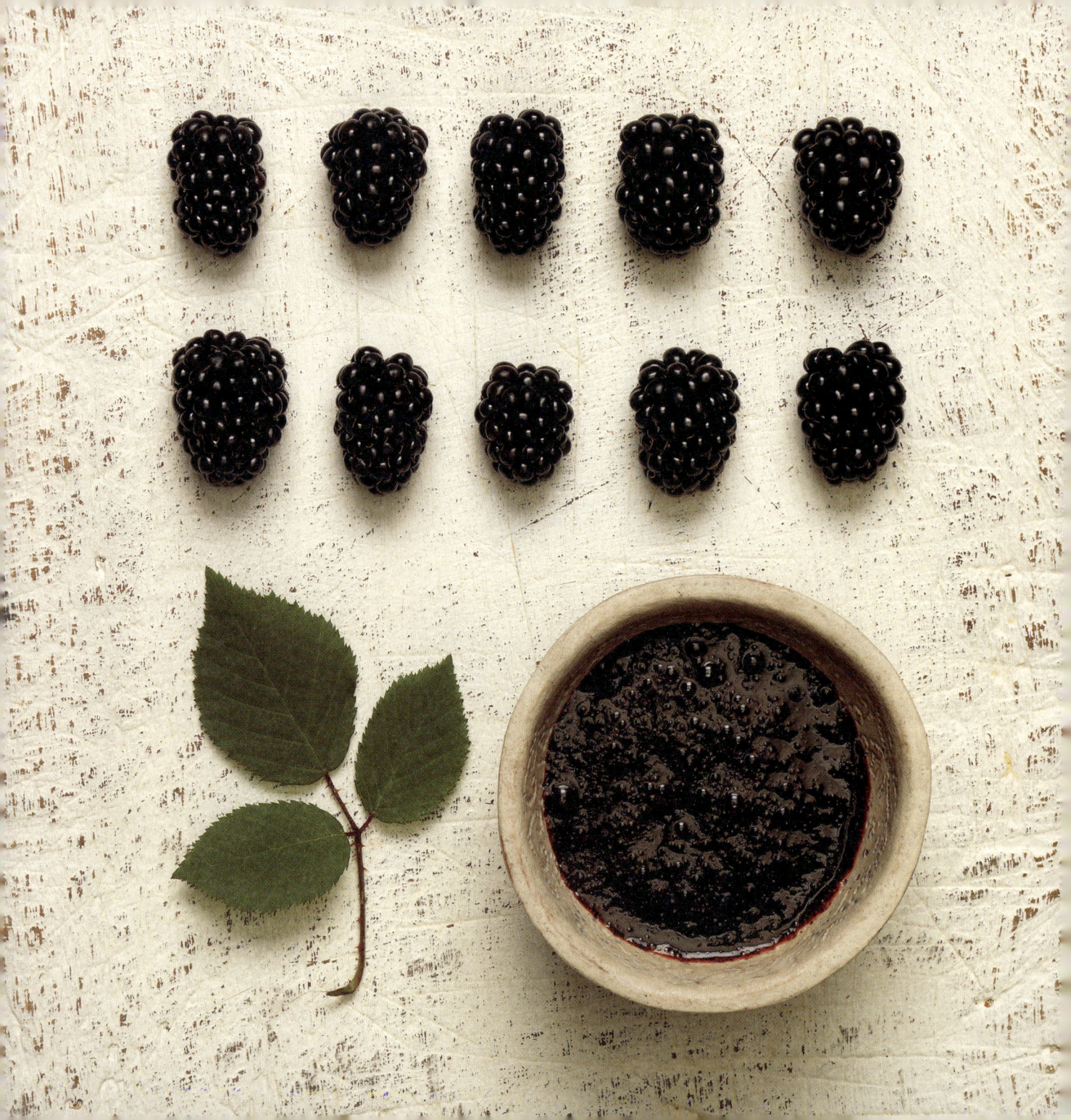

BROMBEER-SAFT

Bei Halsweh trinken

Dieser Saft ist so köstlich, Du wirst ihn auch dann trinken wollen, wenn Du nicht krank bist. Denk daran, den Saft vor dem Trinken etwas anzuwärmen, falls die Brombeeren zuvor im Kühlschrank waren – er sollte nur bei Zimmertemperatur genossen werden. Nimm den Saft schlückchenweise und schwenk ihn langsam im Mund hin und her, damit er seine wundersame Wirkung entfalten kann.

– KARIN

MAN NEHME

150 g (1 Tasse) Brombeeren

LOS GEHT'S

Die Brombeeren in ein Sieb geben und vorsichtig über einem sauberen Glas mit der Rückseite eines Löffels zerdrücken, um den Saft zu gewinnen. Den Rest im Sieb nicht wegwerfen – der schmeckt ebenso köstlich!

Wir haben festgestellt, dass es viel schneller geht, wenn man ein Teesieb anstatt eines Kochsiebs benutzt, und es gibt weniger zum Abwaschen! Dieses Rezept ergibt etwa 125 Milliliter (½ Tasse) Saft.

WARUM ES FÜR UNS FUNKTIONIERT

Brombeeren wirken zusammenziehend und entzündungshemmend. Sie reinigen das Blut und sind reich an Vitamin C und Flavonoiden, was sie zum idealen Mittel gegen Entzündungen der Schleimhäute in Mund und Rachen macht.

LINDEN-BLÜTENTEE

Bei Fieber und Reizhusten

Lindenbäume haben eine sehr lange Lebensdauer und wurden üblicherweise nah an besiedelten Gebieten angepflanzt. Linden galten als heilig und im Mittelalter hielt man sogar darunter Gericht ab.

Ich pflücke die Blüten samt Hochblatt von Linden, die in der Nähe meines Hauses wachsen. Der Baum blüht so gegen Juli und die Blüten haben einen herrlich zarten Geruch. Trink diesen wohltuenden Tee, wann immer Du einen tief sitzenden Husten hast.

– KARIN

MAN NEHME

1 Teelöffel Lindenblüten

250 ml (1 Tasse) Wasser

LOS GEHT'S

Die Blüten in einen Topf geben und heißes Wasser darübergießen.

Zehn Minuten lang zugedeckt ziehen lassen, dann in eine Tasse leeren und sofort trinken. Der Geschmack ist leicht süß.

WARUM ES FÜR UNS FUNKTIONIERT

Lindenblüten enthalten ätherische Öle, Flavonoide, Saponine und Schleimstoffe.

Lindenblütentee ist entzündungshemmend, krampflösend, schmerzlindernd und lässt Halsschmerzen abklingen. Er hat auch eine beruhigende Wirkung, was hilfreich bei der Behandlung von Bauchschmerzen, Krämpfen und leichter Migräne ist.

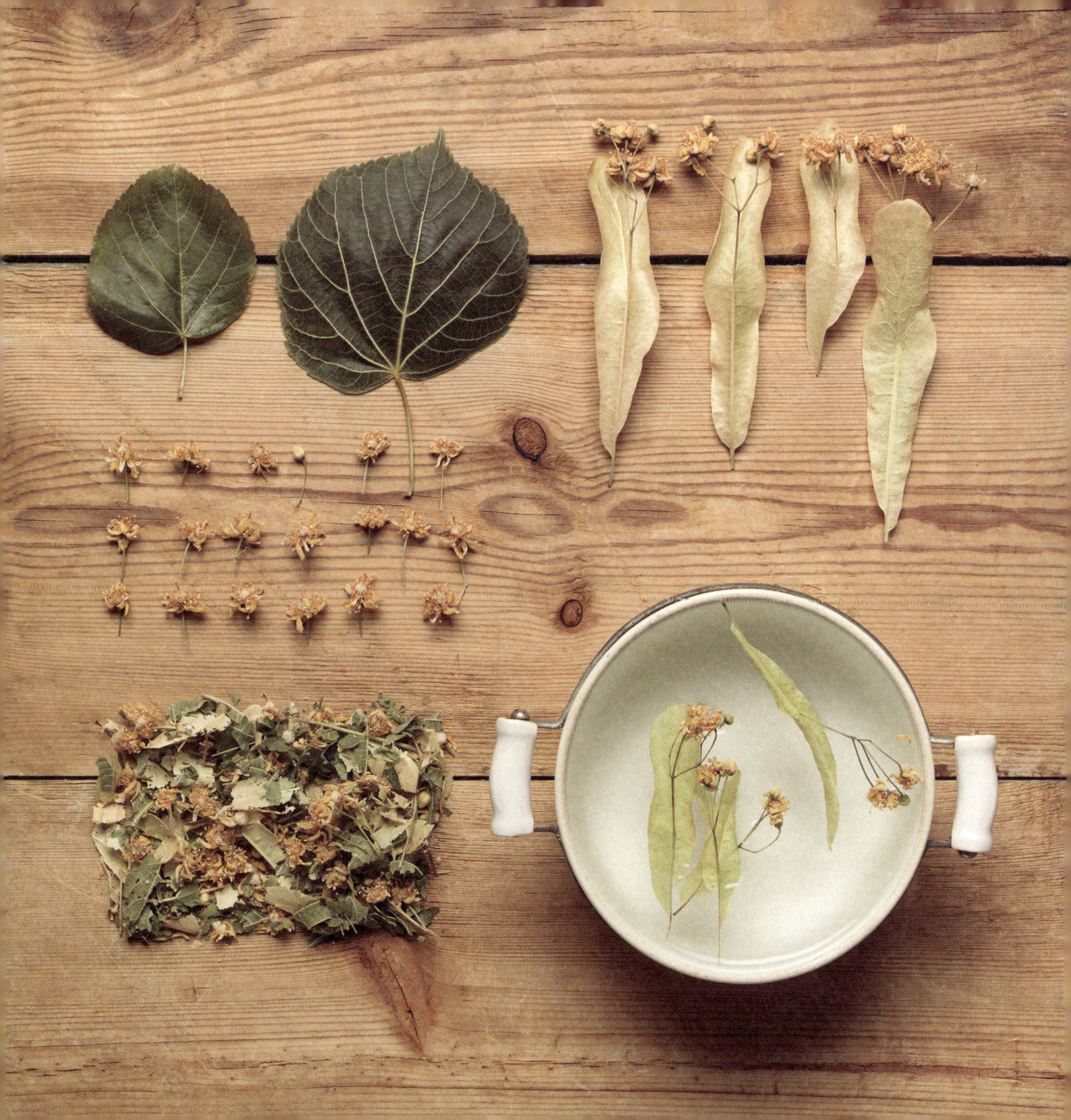

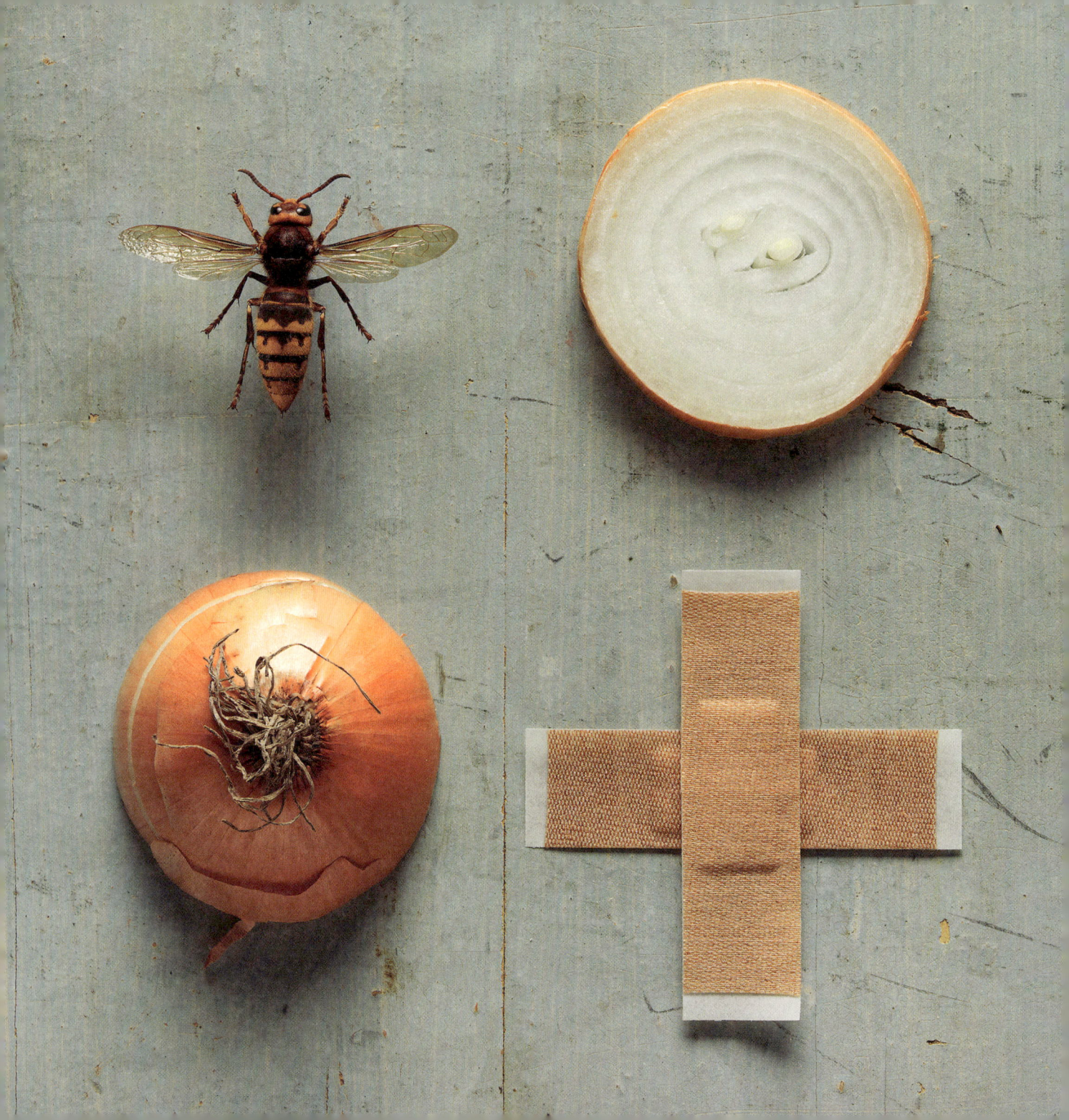

ZWIEBELBE-
HANDLUNG

Traditionelles Heilmittel bei
Bienen- oder Wespenstichen

MAN NEHME

1 Pinzette

1 Zwiebel, halbiert

Ich bin seit langer Zeit nicht mehr von einer Biene
gestochen worden. Aber als Kind, kann ich mich erinnern,
war ich oft barfuß im Gras unterwegs. Dabei bin ich oft
unabsichtlich auf eine Biene oder Wespe getreten. Ich
kann nur sagen, Zwiebeln sind ein wichtiger Bestandteil
jeder Hausapotheke und dabei ein wahres Allheilmittel!

– KARIN

LOS GEHT'S

Den Stachel der Biene mit einer Pinzette entfernen und
sofort die Zwiebelhälfte mit der frisch aufgeschnittenen
Seite im Bereich des Einstichs auf die Haut reiben.

WARUM ES FÜR UNS FUNKTIONIERT

Zwiebeln enthalten Flavonoide, von denen einige dafür
bekannt sind, Entzündungen abklingen zu lassen. Außerdem
wirken Zwiebeln antibakteriell und haben desinfizierende
Eigenschaften.

KÜMMEL-FENCHEL-ANIS-TEE

Hilft bei Blähungen

MAN NEHME

2 Esslöffel Kümmelsamen

2 Esslöffel Fenchelsamen

2 Esslöffel Anis oder chinesischer Sternanis

250 ml (1 Tasse) Wasser

Kümmel ist eine der ältesten Heilpflanzen Europas und ist seit Jahrtausenden in Gebrauch. Genieß eine Tasse dieses Aufgusses, wann immer Dir Deine Verdauung Schwierigkeiten bereitet.

– KARIN

LOS GEHT'S

Die zerstoßenen Samen vermischen und zwei Teelöffel von diesem Samen-Mix in eine Tasse geben. Das Wasser zum Kochen bringen und in die Tasse gießen. Zehn Minuten zugedeckt ziehen lassen, dann abgießen und ungesüßt trinken.

Lager die übrige Samenmischung an einem kühlen, dunklen Ort.

WARUM ES FÜR UNS FUNKTIONIERT

Die ätherischen Öle, die man aus Kümmelsamen gewinnt, sind bekannt für ihre antioxidativen, verdauungsfördernden und karminativen (blähungstreibenden) Eigenschaften.

Das ätherische Öl von Anis und Sternanis enthält einen Wirkstoff namens Anethol, welches starke antimikrobielle Fähigkeiten besitzt. Auch kann es die Verdauung verbessern und Blähungen abschwächen.

Die Eigenschaften von Fenchelsamen sind mit denen von Anis vergleichbar und können auch dabei helfen, Blähungen zu behandeln. Fenchelsamen wirken antibakteriell, krampflösend und entzündungshemmend.

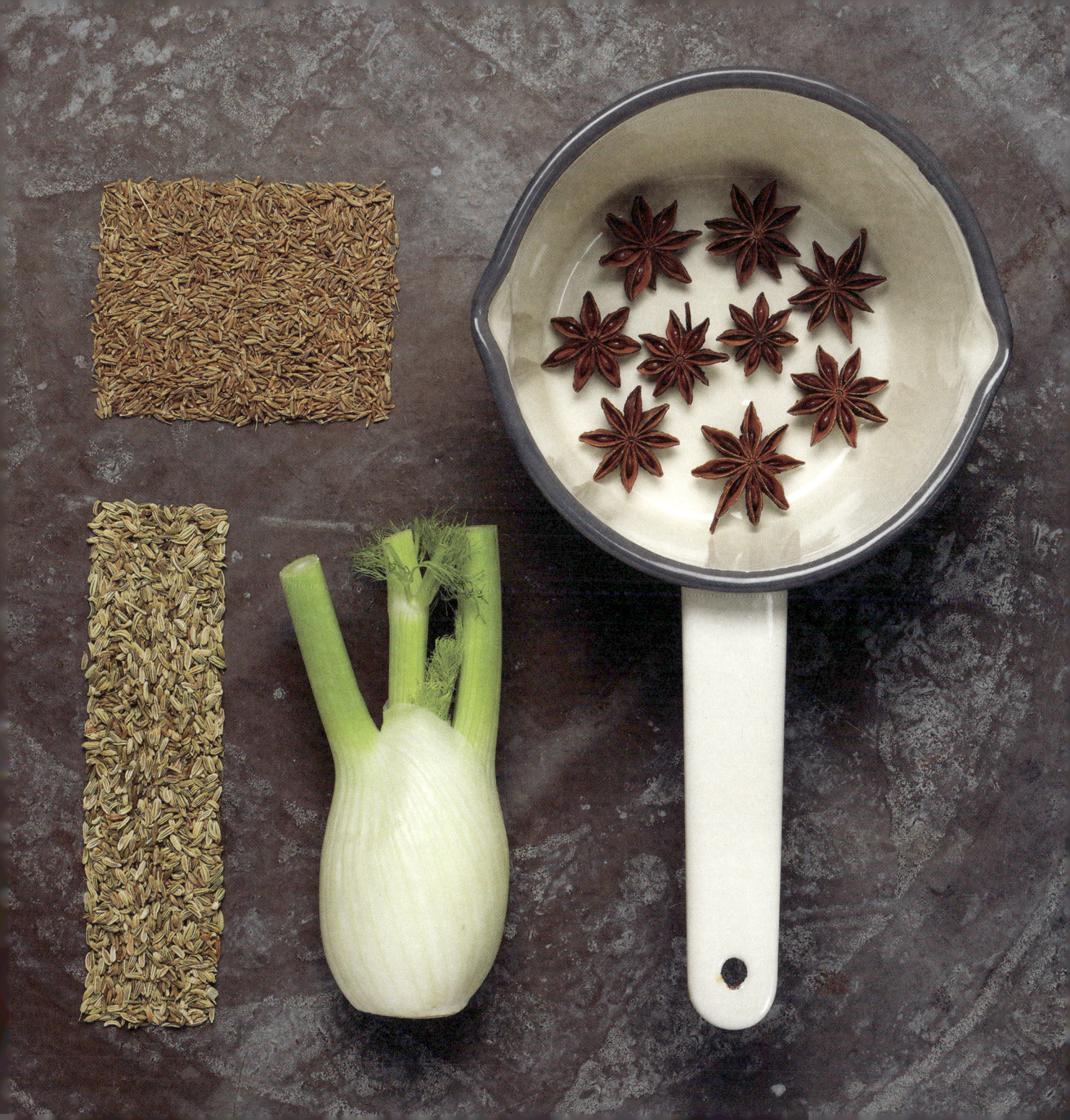

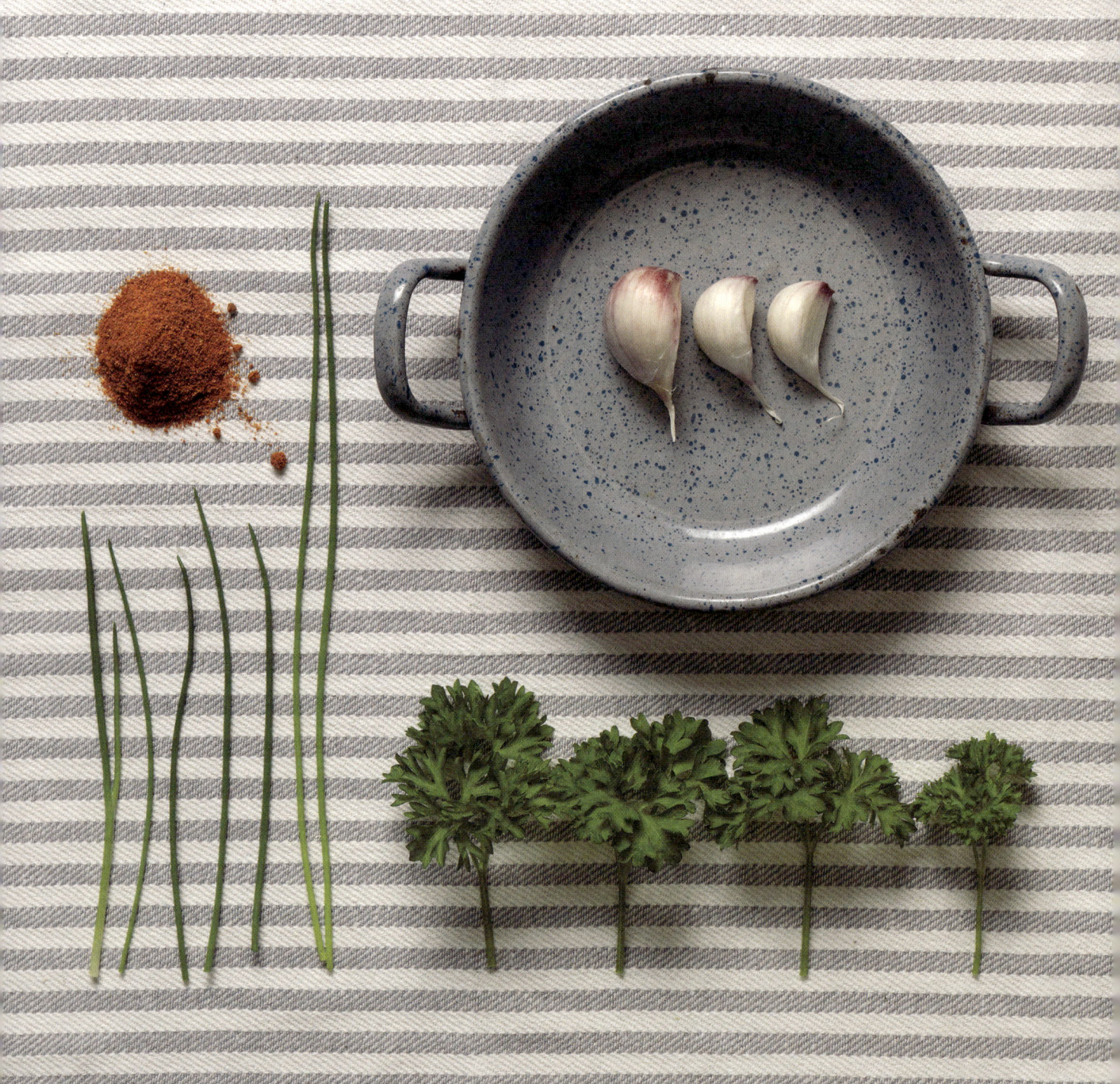

KNOBLAUCH-CAYENNE-PFEFFER-PETERSILIEN-SCHNITT-LAUCH-TEE

Bei Erschöpfung trinken

MAN NEHME

250 ml (1 Tasse) Wasser

2 Knoblauchzehen

3 frische Petersilienzweige

3 frische Schnittlauchhalme

1 Prise Cayennepfeffer

Dieser Tee könnte eigentlich eine Suppe sein. Cayennepfeffer lässt sich nicht so leicht in österreichischen Gärten finden, trotzdem hat er sich in dieses Buch hineingeschlichen!

– KARIN

LOS GEHT'S

Einen kleinen Topf mit dem Wasser auf den Herd stellen. Das Wasser zum Kochen bringen, von der Flamme nehmen. Den Knoblauch klein hacken, dann ein bis zwei Minuten stehen lassen und anschließend ins Wasser geben. Zehn Minuten ziehen lassen.

Die Petersilie und den Schnittlauch fein hacken und ebenfalls dem Aufguss beimischen. Zum Schluss den Cayennepfeffer hinzugeben. In eine Tasse oder kleine Schüssel abgießen und so warm wie möglich trinken.

WARUM ES FÜR UNS FUNKTIONIERT

Die antibakteriellen, antiviralen und desinfizierenden Eigenschaften von Knoblauch, kombiniert mit den stimulierenden und krampflösenden der Petersilie, wirken Wunder.

Schnittlauch ist reich an Vitamin C, reinigt das Blut und löst Schleim.

Cayennepfeffer regt den Kreislauf an, ist reinigend und entgiftend. Er hilft auch dabei, Infektionen und Entzündungen abzuwehren.

ROSENESSIG

Bei Erschöpfung und Mattheit

Reib Dir mit dieser wunderbaren Mischung den ganzen Körper ein, entweder nach der Dusche oder wenn Du Dich müde und ausgelaugt fühlst. Pflück die Rosen kurz bevor sie blühen, weil dann der Anteil der ätherischen Öle in den Rosenblättern am höchsten ist. Pflück nur Rosen, die nicht mit Pestiziden behandelt wurden.

– KARIN

MAN NEHME

1 Handvoll Rosenblütenblätter

Einmachglas mit 750 ml bis
1 l Fassungsvermögen

500 ml (2 Tassen) Essig

1 Glasflasche

LOS GEHT'S

Die Blütenblätter in das Einmachglas geben, den unverdünnten Essig darüberleeren und das Glas mit einem Deckel verschließen.

Vierzehn Tage an einem kühlen, trockenen Ort und abseits von Sonneneinstrahlung aufbewahren. Das Glas einmal pro Tag schütteln.

Die schöne, farbig leuchtende Flüssigkeit in eine sterilisierte Glasflasche abgießen.

WARUM ES FÜR UNS FUNKTIONIERT

Die ätherischen Öle in Damascena-Rosenblättern wirken harmonisierend, sind antibakteriell, virenhemmend, entkrampfend, wundheilend und hautregenerierend.

Essig ist desinfizierend, antibakteriell und unterstützt die Wundheilung. Er regt den Kreislauf an, ist entzündungshemmend und unterstützt den Stoffwechsel.

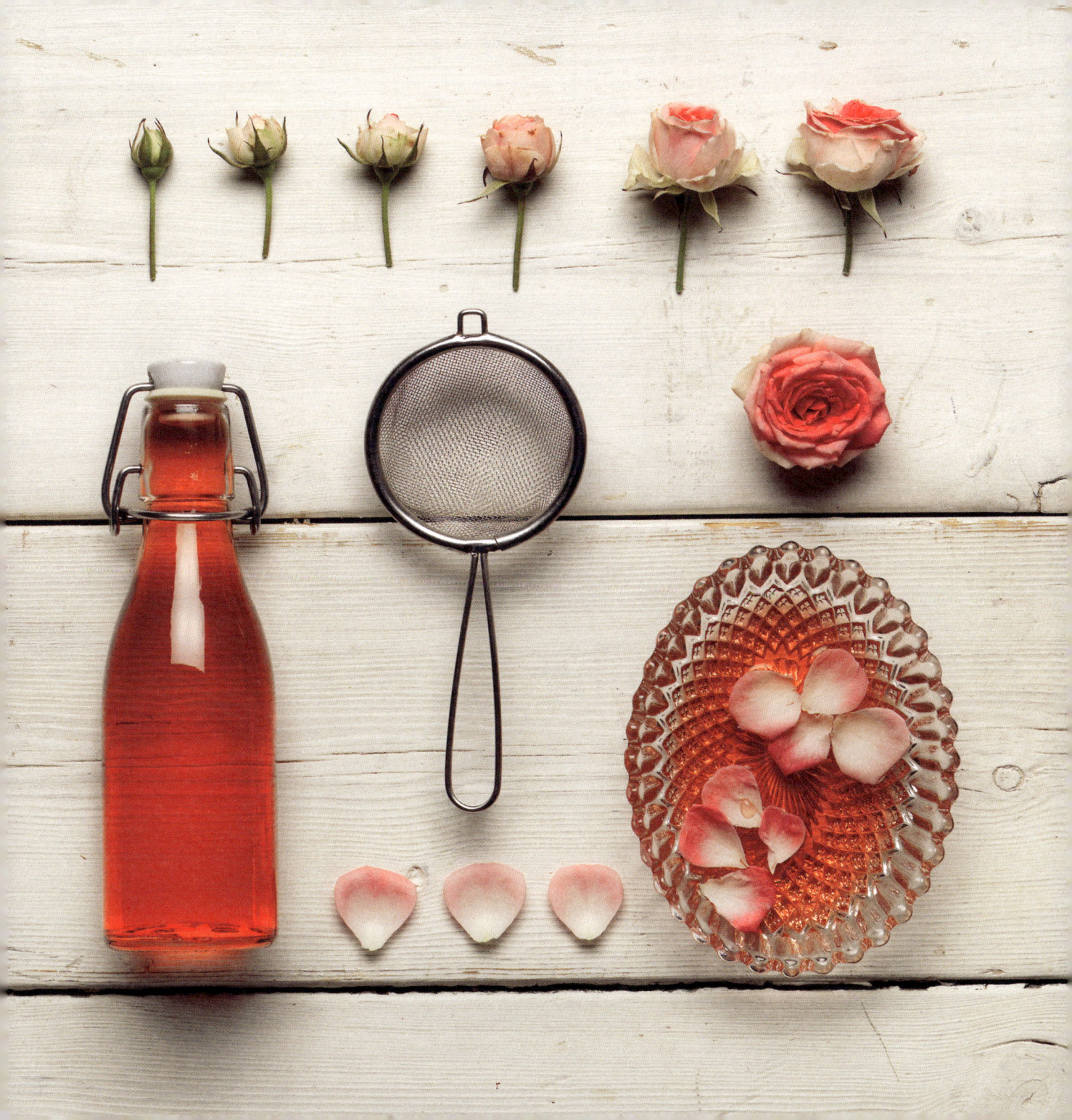

DIE WICHTIGSTEN ZUTATEN

Eine kleine Sammlung der erwähnten Zutaten und eine Zusammenfassung, warum wir und unsere Vorfahren an ihre Wirkungskraft glauben. Manche Wissenschaftler stimmen zu, andere nicht – deshalb ist es am besten, Du testest die Rezepte selbst aus, nachdem Du Dich mit Deinem Arzt beraten hast.

Anis: Enthält ein ätherisches Öl namens Anethol, welches starke antimikrobielle Fähigkeiten besitzt. Anis kann die Verdauung verbessern und Flatulenz abschwächen. Er ist antibakteriell und antikonvulsiv.

Äpfel: Äpfel enthalten die Vitamine A, B1, B2, B6, E, C und Folsäure sowie Spurenelemente und Mineralien, wie etwa Kalium. Die Fruchtsäuren von Äpfeln hemmen Fäulnisbakterien im Darm und unterstützen die Verdauung.

Apfelessig: Stimuliert den Blutfluss, kurbelt das Immunsystem an und hilft, Abfallstoffe schneller aufzuspalten. Er unterstützt natürliche Körperfunktionen, den Stoffwechsel und die Aufnahme wichtiger Nährstoffe aus der Nahrung. Er verbessert die Verdauung und den Blutkreislauf. Er ist antientzündlich, antibakteriell, desinfizierend, unterstützt die Wundheilung, beugt der Ausbreitung von Fäulnisbakterien im Darm vor, erhöht die Leistung der Nieren und strafft Gewebe und Haut.

Baldrian: Beruhigend, entspannend und schlaffördernd.

Bienenwachs: Antibiotisch, antientzündlich, antiseptisch und reich an Vitamin A, welches die Hautzellenproduktion verstärkt.

Brennnesseln: Sie wirken als Tonikum, sind antiallergen, krampflösend, blutreinigend, blutbildend und reich an Vitamin C und Eisen. Sie wurden außerdem bereits zur Behandlung von Diabetes und Hautausschlag eingesetzt. Brennnesseln können hilfreich sein, um Schmerzen bei Arthritis zu mindern.

Brombeeren: Wirken zusammenziehend, reinigen das Blut und sind reich an Vitamin C, was sie ideal für die Behandlung von Entzündungen der Schleimhäute macht.

Buttermilch: Hat entzündungshemmende Eigenschaften und heilt und kühlt die Haut.

Calendulaöl: Enthält Saponine, die Schwellungen verringern, Flavonoide, welche entzündungshemmend wirken, und Carotinoide, die die Bildung von neuem Gewebe anregen.

Cayennepfeffer: Regt den Kreislauf an, reinigt und entgiftet.

Fenchel und Fenchelsamen: Reich an Vitamin C, mit antibakteriellen, antientzündlichen, krampflösenden und antiseptischen Eigenschaften. Fenchel hilft dabei, Schleim zu lösen, und hat eine beruhigende Wirkung auf Magen und Darm. Gut, um Flatulenz zu behandeln.

Fichtennadeln: Haben eine belebende und krampflösende Wirkung und stimulieren die Durchblutung. Ihre ätherischen Öle befreien und desinfizieren Lunge und Atemwege.

Frühlingszwiebeln: Sind antiseptisch und entzündungshemmend.

Heidelbeeren: Getrocknete Beeren und Blätter enthalten Tannine, die eine zusammenziehende Wirkung haben und bei Durchfall essenzielle Nährstoffe daran hindern, im Darm verloren zu gehen.

Holunderblüten: Regen die Schweißproduktion an und gelten als fiebersenkend. Sie lösen Schleim und lindern Erkältungen, Reizhusten und Bronchialkatarrh. Sie haben außerdem entzündungshemmende Eigenschaften.

Honig: Ein mildes und natürliches Laxativ. Honig stärkt das Immunsystem, beugt Bakterienwachstum vor und senkt Fieber. Honig wirkt wundheilend. Er ist krampflindernd und antikonvulsiv und fungiert als Expektorans, also schleimlösend. Setze immer den natürlichsten Honig ein, den Du finden kannst: biologischer roher Honig ist der beste.

Ingwer: Regt das Immunsystem an, senkt Cholesterin und hat antibiotische und antientzündliche Eigenschaften.

Johanniskrautöl: Antientzündlich und antibakteriell, mit wohltuenden, schmerzlindernden und wundheilenden Eigenschaften.

Kamille: Desinfiziert und hat antientzündliche, antibakterielle und krampflösende Eigenschaften. Dient auch als Beruhigungsmittel und lindert Unbehagen und Schlaflosigkeit.

Kartoffeln: Schmerzlindernd, wärmend, schleimlösend.

Kastanien (Rosskastanien): Antibakteriell, antientzündlich, blutreinigend, zusammenziehend und krampflösend.

Knoblauch: Ein Supernahrungsmittel. Ein natürliches Antibiotikum mit antioxidativen, antimykotischen, antiviralen, immunstärkenden und desinfizierenden Eigenschaften. Enthält Mangan und die Vitamine C und B6. Man sagt, Knoblauch senke Cholesterin und Blutdruck. Studien haben gezeigt, dass Knoblauch möglicherweise ein gewisses Maß an Schutz gegen Krebs bietet.

Kren: Siehe *Meerrettich*.

Kümmelsamen: Haben antioxidative, verdauungsfördernde und karminative (blähungstreibende) Eigenschaften.

Lärchenharz: Hilft der Haut bei der Heilung, verhindert Infektionen und schafft bei Rheuma, Blasen, Insektenstichen und Hühneraugen Erleichterung.

Lavendel: Das ätherische Öl wirkt entspannend und beruhigend. Lavendel hat außerdem antientzündliche und antiseptische Eigenschaften.

Leinsamen: Helfen bei der Verdauung, schützen die Innenwände des Darms und sind reich an Ballaststoffen sowie an Mineralien und Vitaminen.

Lindenblüte: Entzündungshemmend, krampflösend und schmerzlindernd. Lindenblüten haben eine besänftigende Wirkung, die hilfreich ist bei der Behandlung von Beschwerden im Verdauungstrakt, bei Krämpfen und leichter Migräne. Das ätherische Öl enthält Flavonoide und Saponine. Die Schleimstoffe oder Sekrete lindern Husten.

Löwenzahn: Ist entgiftend und regt den Stoffwechsel an.

Meerrettich: Senkt Fieber und ist ein traditionelles Heilmittel, um die Atemwege zu befreien. Es wirkt wie ein Antibiotikum und hat antivirale Eigenschaften. Meerrettich enthält die Vitamine C und B1 sowie Flavonoide. Er löst Schleim, ist antimikrobiell und regt die Durchblutung an.

Meersalz: Die Hauptbestandteile von Meersalz sind Magnesium, Kalium, Calcium, Jod, Brom und Eisen. Salz hilft beim Lösen von Schleim, stärkt das Immunsystem und wirkt desinfizierend.

Olivenöl: Enthält Antioxidantien und Vitamin E.

Petersilie: Ein natürliches Aufputschmittel mit krampflösenden und entzündungshemmenden Eigenschaften. Sie enthält überdies Flavonoide, Vitamin C und Zink.

Pfeffer: Frisch gemahlener Pfeffer regt den Kreislauf und das Verdauungssystem an. Pfeffer ist antibakteriell und kann als abschwellendes Mittel fungieren.

Pfefferminze: Wohltuend, krampflösend, antimikrobiell und schmerzlindernd. Pfefferminze hilft auch, verstopfte Atemwege zu befreien.

Pfingstrosen: Krampflösend und entzündungshemmend.

Quark: Siehe *Topfen*.

Quitte: Reich an Vitamin C, Jod und Zink sowie an Schleimstoffen.

Rettich (weißer und schwarzer bzw. Daikon-Rettich): Antibakteriell, fungizid, regt die Schweißproduktion an und hilft, Schleim zu lösen. Schwarzer Winterrettich enthält heilende Mineralien und Vitamine, welche antimikrobielle und antivirale Eigenschaften haben.

Rosen: Entzündungshemmend, zusammenziehend und blutreinigend.

Rosmarin: Unterstützt die Verdauung, ist appetitanregend und hat karminative Eigenschaften. Er ist kardiotonisch (herzstärkend), reinigt das Blut und hat antibakterielle und krampflösende Eigenschaften.

Salbei: Sein ätherisches Öl ist antientzündlich, antibakteriell, fungizid und virushemmend.

Schnittlauch: Reich an Vitamin C. Außerdem reinigt Schnittlauch das Blut und löst Schleim.

Senfkörner: Schmerzlindernd und antikonvulsiv. Senfkörner können zur Behandlung von Entzündungen, Rheuma und Kopfschmerzen eingesetzt werden.

Spitzwegerich: Die Blätter haben antibiotische Eigenschaften und wirken zusammenziehend, wundheilend und blutreinigend.

Sternanis (chinesisch): Enthält ein ätherisches Öl namens Anethol, welches starke antimikrobielle Fähigkeiten besitzt. Sternanis hat antibakteriellen, antioxidativen und antimykotischen Nutzen. Er kann außerdem die Verdauung verbessern und Flatulenz abschwächen.

Thymian: Antibakteriell, desinfizierend, entzündungshemmend, fungizid und antiviral. Er stärkt das Immunsystem, unterstützt die Verdauung, kurbelt den Kreislauf an und hilft bei der Schleimlösung.

Topfen: Entzündungshemmend und beruhigend für Magen und Darm. Er enthält Mineralien und Vitamine, treibt den Stoffwechsel an, lindert Schmerzen und kühlt die Haut. Wenn Topfen mit der Haut in Kontakt kommt, wird der Milchsäureprozess in Gang gesetzt, der die Poren öffnet und die Durchblutung anregt.

Wurmfarn: Die ätherischen Öle sind krampflösend und entzündungshemmend. Kann verwendet werden, um Gicht zu behandeln und Rheuma zu lindern. *Nur äußerlich anwenden.*

Zitronen: Antibakteriell, antiviral, entschlackend, infektionsabwehrend, reich an Vitamin C und Flavonoiden.

Zwetschgen: Abführend, voll mit Vitaminen und Antioxidantien. Zwetschgen enthalten Fluoride, Eisen und Kalium, das den Blutdruck reguliert und Blutzucker stabilisiert.

Zwiebeln: Haben antibakterielle, antientzündliche und desinfizierende Eigenschaften. Sie enthalten Antioxidantien und Flavonoide und helfen dabei, das Blut zu verdünnen, den Körper zu entgiften und das Cholesterin zu senken. Sie haben sich als nutzbringend für Menschen erwiesen, die an Diabetes und Arthritis leiden.

GLOSSAR

adstringierend: Siehe *zusammenziehend*.

antibakteriell: Zersetzt Bakterien oder verhindert, dass sie sich vermehren.

antimikrobiell: Zersetzt Mikroorganismen oder verhindert ihr Wachstum.

Antioxidantien: Substanzen, die das Potenzial haben, oxidativen Abbau von Zellmembranen, DNA oder anderen zellulären Makromolekülen zu verhindern, wenn die Aktivität freier Radikale gegenüber den zelleigenen antioxidativen Abwehrmechanismen überwiegt.

antiseptisch: Verhindert Wachstum oder Reproduktion von Mikroorganismen, darunter Bakterien, Pilze und Viren.

antiviral: Unterdrückt die Fähigkeit des Virus, sich zu multiplizieren und zu reproduzieren.

Flavonoide: Sind eine Gruppe von Phytonährstoffen, die antiallergene, entzündungshemmende, antioxidative, antimikrobielle und antidiarrhoische Eigenschaften haben.

Fungizid: Zersetzt Pilze oder verhindert ihr Wachstum.

Hühnerauge: Harte Schwielenbildung auf der Haut.

kardiotonisch: Hat einen wohltuenden Effekt auf das Herz.

karminativ: Bekämpft Blähungen.

krampflindernd: Lockert Muskelkrämpfe.

Saponine: Natürliche Substanzen mit reinigenden und emulgierenden Eigenschaften.

Schleimhäute: Feucht haltende Membrane.

Schleimstoffe: Pflanzensekrete, die in der Lage sind, Husten zu lindern.

Topfen: Frischkäse oder Quark.

zusammenziehend: Verursacht Kontraktion von Weichgewebe.

REGISTER DER ERKRAN-KUNGEN

Kursiv gesetzte Seitenverweise sind Rezepteinträge

INDEX

Kursiv gesetzte Seitenverweise sind Rezepteinträge

DANK

Unser besonderer Dank geht an Regina, die uns für dieses Buch mit wertvollem Rat, einem großen Teil der Rezepte und perfekt getrockneten Kräutern versorgt hat. An Sieglinde für Hilfe und Beistand und an Oma Maria, die viele der schönen handgefertigten Bildhintergründe hergestellt hat. An Herbert, der immer zur Stelle war, um fehlende Kräuter aufzutreiben, wenn sie blühten. Ein großer Dank geht an Helena, die sich bei wissenschaftlichen Fragen und schwierigen Übersetzungen immer hilfsbereit zeigte. An Don für seine fortwährende Unterstützung, Ermutigung und die anregenden Ratschläge. An Ulrich, Marianne, Klaus und Renate, von denen wir aus erster Hand erfahren durften, wie Essig in großen Mengen aus Apfelwein gewonnen wird, und die bereitwillig all unsere Detailfragen beantworteten. An Miriam und Elisabeth, die uns wieder daran erinnert haben, wie man deutsch und österreichisch spricht. Tony schulden wir ewigen Dank für seine Unterstützung bei diesem Projekt – alle Rezepte wurden in seinem Studio fotografiert.

Unser besonderer Dank geht an die wunderbaren Teams von Eden Books und Hardie Grant. An Fiona, die uns vorgestellt hat, an Stephen und Kate, die von Anfang an von unserer Vision dieses Buchs begeistert waren. An Kajal für ihre Unterstützung, Geduld und die Bemühungen, den Zeitplan einzuhalten, und besonders an Charlotte für die vielen Bearbeitungen und Änderungen. Abschließend herzlichen Dank an Nicky für ein so wunderschön gestaltetes Buch. Wir sind von seinem Aussehen absolut begeistert – hab tausend Dank.

ÜBER DIE AUTORINNEN

Die zwei Wald-und-Wiesen-Kinder Karin und Nici wuchsen in Österreich getrennt auf (beide in ihren Essigpatscherln und gelegentlich in Topfen eingewickelt), um sich schließlich in London zu begegnen, wo sie seitdem unermüdlich an einer Vielzahl von Projekten in Werbung, Fotografie und Illustration zusammenarbeiten.

Zwiebelwickel, Essigsocken & Co.
Traditionelle Hausmittel neu entdeckt
ISBN 978-3-959100-43-4

Eden Books
Ein Verlag der Edel Germany GmbH

Copyright © 2016 der deutschen Ausgabe
Edel Germany GmbH
Neumühlen 17, 22763 Hamburg
www.edenbooks.de | www.facebook.com/EdenBooksBerlin | www.edel.com
2. Auflage 2016

Projektkoordination der deutschen Ausgabe: Svenja Monert
Übersetzung: Christian Herschmann
Textredaktion: Anne Fröhlich und Svenja Monert
Umschlagadaption: Judith Haentjes

Text © Karin Berndl and Nici Hofer
Fotografie © Karin Berndl und Nici Hofer
Medizinische Beratung: Harriet Griffey
Layout: Nicky Barneby
Satz: Datagrafix Inc.| www.datagrafix.com

Alle Rechte vorbehalten. All rights reserved.
First published in English by Hardie Grant London Ltd., London,
England
Copyright der Originalausgabe © Karin Berndl und Nici Hofer, 2015
Das Werk darf — auch teilweise — nur mit Genehmigung des
Verlages wiedergegeben werden.

Printed in China

Um die kulturelle Vielfalt zu erhalten, gibt es in Deutschland und
in Österreich die gesetzliche Buchpreisbindung. Für Dich, liebe
Leserin und lieber Leser, bedeutet das, dass Dein verlagsneues
Buch jeweils überall dasselbe kostet, egal, ob Du Deine Bücher
gern im Internet, in einer großen Buchhandlung oder beim kleinen
Buchhändler um die Ecke kaufst.